Reshal Suri

Novas Nanoestruturas Vesiculares para Entrega Tópica de Drogas

Reshal Suri

Novas Nanoestruturas Vesiculares para Entrega Tópica de Drogas

Concepção e desenvolvimento de nanocarriers modificados de poliol

ScienciaScripts

Imprint

Any brand names and product names mentioned in this book are subject to trademark, brand or patent protection and are trademarks or registered trademarks of their respective holders. The use of brand names, product names, common names, trade names, product descriptions etc. even without a particular marking in this work is in no way to be construed to mean that such names may be regarded as unrestricted in respect of trademark and brand protection legislation and could thus be used by anyone.

Cover image: www.ingimage.com

This book is a translation from the original published under ISBN 978-613-9-91456-2.

Publisher:
Sciencia Scripts
is a trademark of
Dodo Books Indian Ocean Ltd. and OmniScriptum S.R.L publishing group

120 High Road, East Finchley, London, N2 9ED, United Kingdom
Str. Armeneasca 28/1, office 1, Chisinau MD-2012, Republic of Moldova, Europe
Printed at: see last page
ISBN: 978-620-5-61532-4

ÍNDICE

Agradecimentos

Primeiro e Joremosl, gostaria de expressar o meu profundo sentido de gratidão e fidelidade a Deus por me ter derramado as suas bênçãos, o que me permitiu completar o meu projecto com sucesso. É meu imenso prazer e privilégio reconhecer as contribuições de cada indivíduo que tem sido inspirador e apoiante ao longo do meu trabalho empreendido e me dotou dos conhecimentos mais preciosos para ver o sucesso no meu empreendimento. Este livro tem a impressão de todas essas pessoas, estou-lhes muito grato.

Senti orgulho em trabalhar sob a supervisão de um estimado professor, Dr. Gaurav Kumar Jain, Professor Assistente, SPER, pelo seu incansável encorajamento, e também pela sua interminável vontade de oferecer ajuda generosa sempre que necessário.

Estou imensamente grato ao Prof. Kanchan Kohli, Head, SPER, Jamia Hamdard, que me apoiou e me deu toda a orientação valiosa.

Manifesto a minha profunda gratidão a todos os professores e a todo o pessoal da SPER, Jamia Hamdard, pelas suas valiosas sugestões e profunda cooperação durante o curso do estudo.

Sinto falta de vocabulário para expressar a minha sincera gratidão aos meus pais pelo seu verdadeiro amor e esforços sinceros para moldar a minha vida. Gostaria de agradecer a todas as pessoas que directa ou indirectamente me ajudaram durante o curso de escrita deste livro.

RESHAL SURI

CAPÍTULO UM:

1. INTRODUÇÃO E VISÃO GERAL

1.1 Declaração de problemas

O fornecimento de medicamentos tópicos através da pele proporciona um local ideal para o fornecimento de uma variedade de substâncias medicamentosas tanto para efeitos locais como sistémicos (Fig.1.1). Em comparação com a administração oral ou parenteral, a administração de fármacos tópicos tem vantagens potenciais, incluindo evitar o metabolismo de primeira passagem, níveis relativamente constantes de fármacos, evitar variações inter- e intra-paciente, facilidade de administração, melhor cumprimento, administração específica do local, e uma maior adequação para auto-medicação.

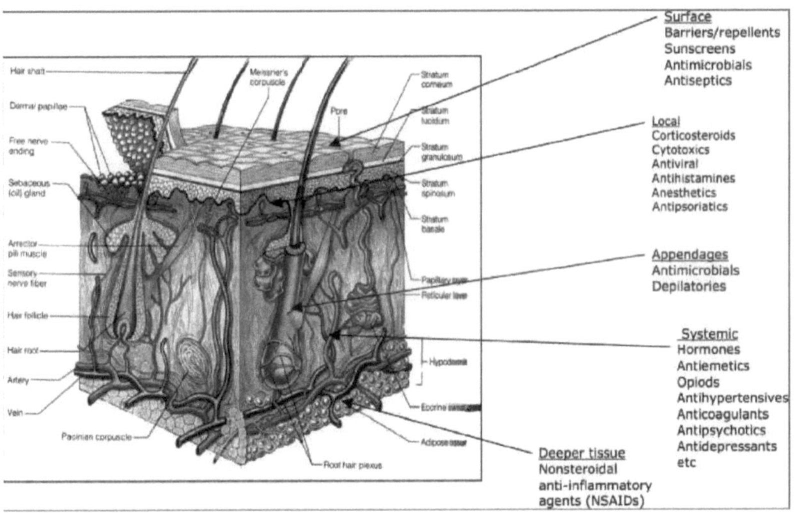

Fig.1.1 A pele como local potencial para o fornecimento de medicamentos tópicos

Apesar de todas as vantagens acima mencionadas, o maior desafio enfrentado pelo sistema transdérmico/dérmico de entrega de medicamentos é a sua própria barreira, a pele, que não permite o transporte de muitos medicamentos. A estrutura de barreira da pele está basicamente dividida em duas camadas, a epiderme superior e a derme mais profunda com a espessura entre 50-150 urna e 0,3-4mm respectivamente. A derme é a camada que faz da pele um órgão de sentido factual composto por folículo piloso, glândulas sebáceas, tecido conjuntivo enraizado com vasos sanguíneos e mais além as terminações nervosas. Os bioactivos podem atravessar as paredes capilares e entrar na circulação sistémica para atingir diferentes tecidos a nível da derme. A epiderme, por outro lado, é coberta por uma película hidrolipídica para proteger contra microrganismos e outros corpos estranhos do ambiente circundante. O estrato córneo com espessura de cerca de 10-30µm é o resultado de lenta e gradual diferenciação (queratinização) e processo de migração das células epidérmicas típicas, os queratinócitos para a superfície, formando uma camada celular córnea morta. Esta camada de células córneas mortas desempenha a função de barreira que limita a passagem de compostos activos através da administração tópica, resultando na sua reduzida biodisponibilidade.

Sabendo que a pele oferece um bloco tão forte à passagem molecular, a necessidade de identificar e desenhar estrategicamente a sua base de entrega é da maior importância. Diferentes abordagens como a utilização de intensificadores químicos e biopolímeros, a entrega através de sprays e espumas, iontoforese, ultra-sons de baixa frequência, electroporação ou meios mecânicos como os microneedles foram amplamente estudados para melhorar o transporte de drogas através da pele. Vários métodos de entrega como nanopartículas ou micelas poliméricas, nanoemulsões, portadores vesiculares, etc., também ganharam grande interesse.

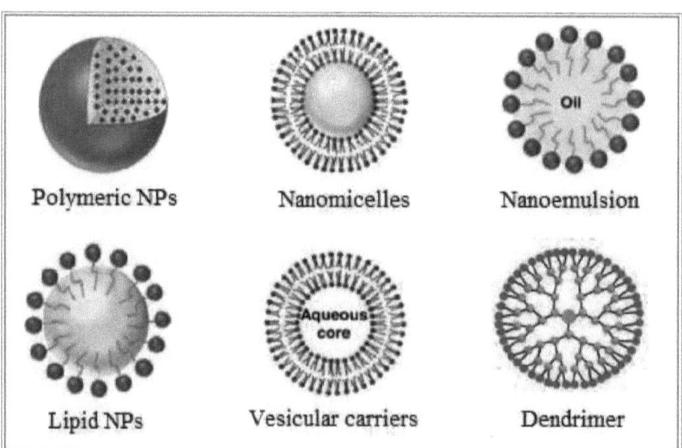

Fig.1.2 Visão geral dos diferentes nanocarriers utilizados para o fornecimento de drogas tópicas

1.2 Nanocarriers e distribuição de drogas tópicas

O fornecimento de drogas tópicas através de nanocarriers é um tópico de considerável interesse uma vez que os nanocarriers tendem a aumentar a penetração, bem como a permeação através da pele. Um grande número de estudos no passado recente mostrou uma vantagem significativa destes portadores nanosized sobre os sistemas de entrega convencionais. Em comparação com outros nanocarriers, os lipossomas, em particular, são amplamente explorados como uma abordagem para melhorar a penetração e/ou permeação de fármacos através da pele, como mostrado na Fig. 1.3.

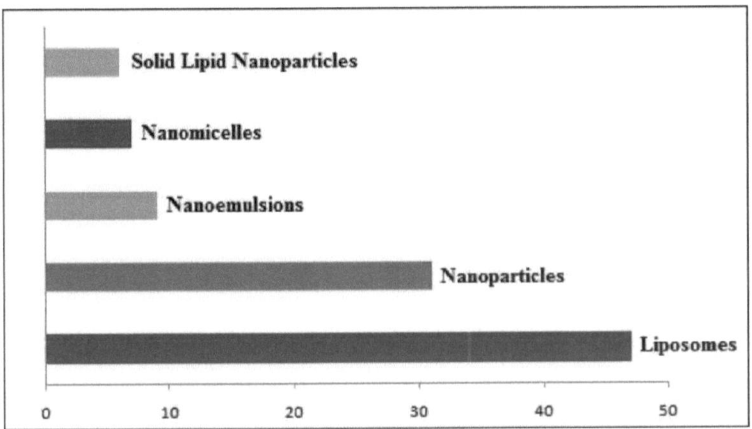

Fig. 1.3 Publicações de investigação por percentagem de medicamentos de uso tópico nos últimos cinco anos

Os lipossomas (como mostrado na Fig 1.4) por definição são basicamente vesículas microscópicas de 50-500 nm de intervalo de tamanho. São constituídas por fosfolípidos anfifílicos, o que significa ter simultaneamente uma cabeça polar e uma cauda lipídica. Em ambiente aquoso, as cabeças polares hidrofílicas alinham-se com a superfície virada para a água enquanto a parte da cauda hidrofóbica, é repelida e forçada a alinhar-se longe da água. Além disso, uma estrutura uni-lamelar ou multi-lamelar é formada através do alinhamento das caudas hidrofóbicas das duas camadas. Estes fosfolípidos de bílamo são organizados para conter um núcleo aquoso numa estrutura vesicular fechada. Variando o método de preparação ou alterando a composição, as propriedades físicas e químicas dos lipossomas podem ser facilmente modificadas. Por exemplo, a incorporação de colesterol, um tampão de fluidez que modifica a rigidez das vesículas, e a carga eléctrica das superfícies vesiculares podem ser modificadas com a utilização de moléculas ácidas ou básicas lipídicas para reduzir a agregação das vesículas. [161]

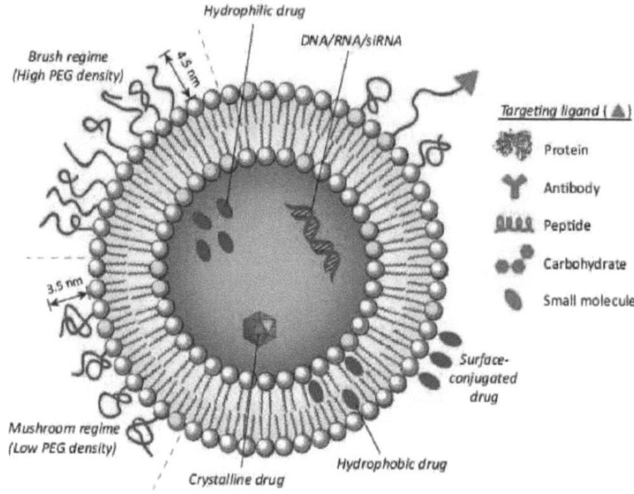

Fig. 1.4 Representação do portador de lipossomas

Além disso, os materiais utilizados na preparação de lipossomas são suficientemente seguros, não alergénicos e biocompatíveis com as membranas biológicas para permitir a sua interacção. Um composto pode organizar-se na estrutura lipossómica de várias maneiras. Por exemplo, um composto hidrofílico é solubilizado no núcleo aquoso, um composto lipofílico entra nas camadas lipídicas enquanto que um composto anfípico se localiza com as suas porções polares em água e porções apolares em lamelas lipídicas [159].

Vários mecanismos têm sido propostos por diferentes autores para explicar a interacção entre lipossomas e células. O mecanismo mais concebível é a endocitose, em que um fármaco é libertado pela degradação da fosfolipase dos bílis lipídicos quando os lipossomas intactos são fagocitoseados e internalizados em lisossomas. Outro mecanismo assumido baseia-se na fusão de camadas de lipossomas com membranas celulares.

Os lipossomas podem ser utilizados como portadores de drogas e agentes cosméticos à medida que aumentam a permeação através dos apêndices cutâneos para que os bioactivos cheguem a tecidos diferentes da circulação sistémica. No entanto, esta via tem uma grande limitação porque os lipossomas convencionais permanecem confinados ao estrato córneo e não penetram nas camadas cutâneas.

Ultimamente, após muitas investigações, foram desenvolvidas novas classes de sistemas vesiculares lipídicos (Tabela 1.1) como as vesículas lipídicas deformáveis (Transferosomas) e os etosomas, onde a adição de aditivos específicos pode modificar as propriedades funcionais dos lipossomas convencionais para lhes permitir penetrar através de camadas mais profundas da pele. [160].

Quadro 1.1: Comparação estrutural de diferentes sistemas vesiculares

Lipossomas	Fosfolípidos + Colesterol
Niosomes	Fosfolípidos + Tensioactivos não-iónicos
Transfersomes	Fosfolípidos + surfactantes de cadeia única
Ethosomes	Fosfolípidos + Etanol

Os lipossomas deformáveis ou flexíveis (**Transferomes**) **para** além do componente fosfolípido dos lipossomas convencionais incorporam um único surfactante de cadeia, por exemplo, colato de sódio, Span 60, Span 80, Tween 20, Tween 80 etc., que desestabiliza as camadas lipídicas da vesícula de tal forma que a sua deformabilidade é aumentada levando a uma maior eficiência de permeação. Os transferosomas, embora sejam semelhantes em morfologia aos lipossomas convencionais, são suficientemente flexíveis para penetrar nos poros da pele, que são muito mais pequenos do que o seu próprio tamanho. Contudo, as propriedades físico-químicas dos fármacos incorporados podem por vezes afectar o transporte destas vesículas elásticas, há necessidade de optimizar a preparação dos transferossomas numa base casuística [160].

Outra abordagem para melhorar as propriedades elásticas e fluidas das membranas lipídicas dos lipossomas para aumentar a sua permeação e, por conseguinte, a capacidade de fornecer fármacos eficientes é através do uso de etosomas. Os etosomas compreendem fosfolípidos, água e altas concentrações de etanol (20%-50%). Como o etanol é um bom solvente, os etosomas aumentaram a eficiência do encapsulamento para uma gama elevada de fármacos, incluindo fármacos lipofílicos. O tamanho dos etosomas é ainda mais reduzido, actuando posteriormente como um portador eficiente para drogas administradas topicamente. O mecanismo de acção dos etosomas pode provavelmente ser o efeito combinado do etanol, vesículas lipídicas e lipídios da pele, onde o etanol poderia desestabilizar os lípidos e oferecer maior flexibilidade às vesículas para uma melhor penetração em camadas mais profundas da pele e maior permeação à circulação sanguínea.

Para além disso, os etosomas podem melhorar a absorção transdérmica pela fusão com lípidos da pele para promover a libertação de fármacos ao nível da derme. Ainda assim, estes sistemas vesiculares estrategicamente concebidos também não estão livres de limitações. Isto porque a elevada concentração de etanol utilizada, em caso de aplicação em pele ferida ou ferida, pode levar a efeitos secundários desfavoráveis ou irritantes [160].

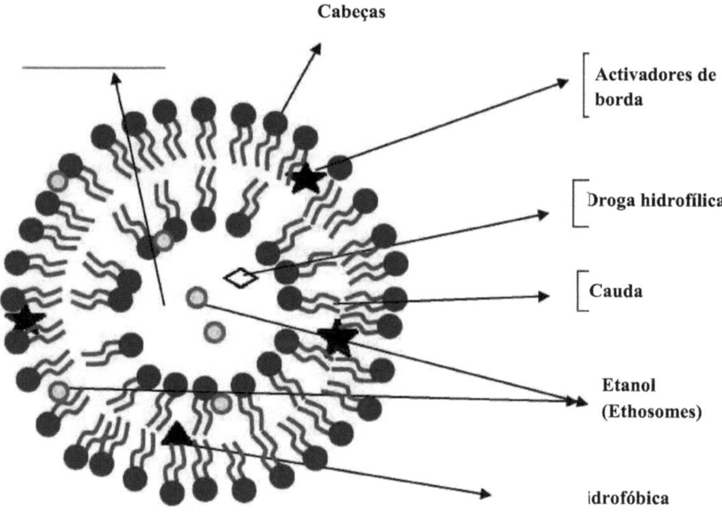

Fig. 1.5 Comparação estrutural de diferentes sistemas vesiculares

Por conseguinte, o objectivo do presente estudo é modificar os portadores vesiculares de modo a que o novo portador modificado ultrapasse alguns dos problemas associados aos portadores vesiculares existentes e actue como portador eficiente para a entrega tópica de medicamentos.

CAPÍTULO DOIS:

2.ABORDAGEM PROPOSTA

A estratégia de usar vesículas lipídicas tem vindo a ganhar interesse ao longo da última década para ultrapassar o stratum corneum que é o principal obstáculo ao fornecimento de drogas tópicas. Para atravessar a pele intacta, os portadores de fármacos devem passar por uma série de poros muito finos com um diâmetro médio tipicamente de cerca de 50 nm ou menos. Os lipossomas convencionais têm sido geralmente relatados como permanecendo confinados à camada superior do stratum corneum e acumulando-se nos apêndices da pele, com uma penetração mínima nos tecidos mais profundos, devido ao seu grande tamanho mínimo e à falta de flexibilidade.

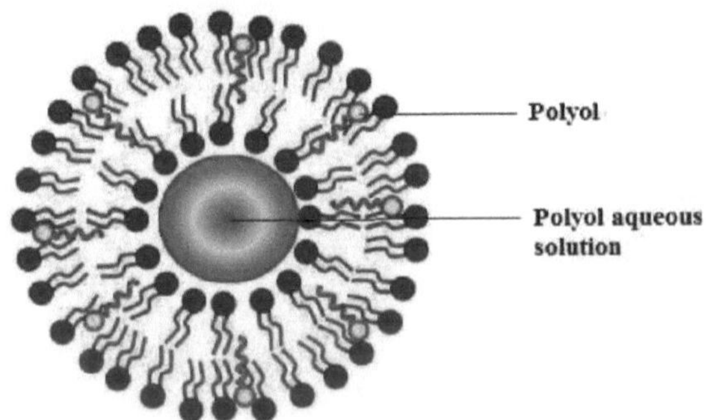

Fig. 2.1 Representação esquemática dos Polioliosomas propostos

Com base em relatórios anteriores, era evidente que a adição de substâncias como o colato de sódio, Span 80, Tween 80, ácido oleico e etanol (chamados activadores de borda) em portadores vesiculares desenvolve portadores deformáveis capazes de transportar drogas e macromoléculas para tecidos cutâneos mais profundos. Aplicadas na superfície da pele, estas vesículas elásticas são capazes de espremer através de regiões intercelulares do estrato córneo, seguem o gradiente de hidratação local, e movem-se para estratos cutâneos mais profundos.

Com base nos estudos de fundo poderia ser proposto que os portadores vesiculares pudessem ser modificados utilizando grupo poli-hidroalcoólico (polióis) contendo substâncias como o **glicerol** para formar novos portadores vesiculares que sejam eficazes para a entrega tópica de drogas à pele.

O glicerol foi seleccionado para modificar lipossomas devido às seguintes razões: (1) o glicerol contém grupo OH e, portanto, poderia intercalar-se entre os bílis lipídicos para os tornar estáveis, à prova de fugas e flexíveis, (2) o glicerol tem um efeito plastificante conhecido, (3) tem um efeito de penetração conhecido, (4) componente amplamente utilizado da formulação tópica sem efeito irritante, e (5) o glicerol é um bom solvente para uma grande variedade de fármacos.

Os nanocarriers desenvolvidos foram denominados "POLIOSOMES", uma vez que serão lipossomas modificados com poliol. O objectivo deste estudo era gerar uma prova de conceito para os Polioliosomas como portadores para a entrega tópica de medicamentos.

CAPÍTULO TRÊS:

3 FINALIDADE E OBJECTIVOS

O objectivo da presente investigação é "**conceber e desenvolver novas nanoestruturas vesiculares**" que superem as limitações dos sistemas vesiculares existentes e que ofereçam valor potencial na entrega tópica de medicamentos e cosméticos.

Objectivos:

> Avaliação e optimização de parâmetros de processo para o desenvolvimento de Polioliosomas.

> Avaliação e optimização dos componentes da formulação para o desenvolvimento de Polioliosomas.

> Caracterização de Polioliosomas desenvolvidos.

> Avaliação de Polioliosomas como portadores para o fornecimento de medicamentos tópicos

> Avaliação in vivo da segurança e eficácia dos Polioliosomas desenvolvidos.

CAPÍTULO QUATRO:

4 .REVISÃO DE LITERATURA

O termo "nanoescala" refere-se geralmente à gama de tamanho de partículas de ~ 1 a 100 nm, mas como os fármacos são administrados por várias vias, também são aceitáveis nanopartículas de 50 - 500 nm. O método de administração do fármaco pode variar a sua eficácia. A maior parte dos fármacos tem uma janela terapêutica dentro da qual é activo. A concentração acima da gama terapêutica produz toxicidade e abaixo desta gama não produz qualquer benefício terapêutico. Portanto, há uma necessidade crescente de direccionar estrategicamente os tecidos para um tratamento mais eficaz das doenças [4]. A entrega tópica do medicamento inclui tratamento localizado se o medicamento se destina a tecidos subjacentes à pele ou a tratamento sistémico após a entrega tópica à superfície da pele [3]. Quando são necessários efeitos tópicos, ou sistémicos com o mínimo de efeitos secundários, a pele é a via de administração desejada. O TDDS tem sido tradicionalmente utilizado há muito tempo onde os gessos de mostarda e beladona aliviam a congestão torácica e aliviam a dor [5]. No entanto, o maior desafio enfrentado pela administração tópica de medicamentos é a sua própria natureza de barreira. A barreira é tão protectora que o transporte de moléculas de fármacos através das camadas cutâneas possui um grande problema. Como resultado, a biodisponibilidade de muitos fármacos administrados por via tópica é altamente reduzida, levando a um baixo benefício terapêutico. Isto deve-se ao facto de apenas algumas poucas drogas possuírem as características ideais necessárias para penetrar nas diferentes camadas da pele para atingir em quantidades suficientes no sangue que possam produzir o efeito terapêutico desejado [6]. A fim de aumentar a absorção transdérmica de drogas, melhorar a penetração e a permeação, foram concebidas, desenvolvidas e patenteadas diferentes metodologias. Uma destas estratégias inclui a incorporação de potenciadores de penetração ou também chamados como activadores de borda. Outras tecnologias avançadas incluem microneedles para abrir a pele, iontoforese, ultra-som, electroporação e mais recentemente a combinação de nanotecnologia e TDDS para produzir novos nanocarriers transdérmicos.

4.1 Anatomia da Pele Humana

A importância da utilização da pele intacta para a administração de drogas no corpo humano tem sido documentada há vários anos. Contudo, a pele, devido à sua excelente natureza de barreira, apenas permite que uma pequena quantidade de um fármaco penetre em diferentes camadas. É portanto essencial compreender a anatomia e composição da pele a fim de conceber um sistema eficaz de administração de fármacos. Além disso, a estrutura da pele também constitui uma base para a selecção do fármaco de eleição e o seu método de administração. Sendo a superfície da pele humana de aproximadamente 1,8-2,0 m^2 faz dela o maior órgão do nosso corpo. A epiderme, derme e hipoderme (camada subcutânea) são as três camadas principais da pele humana, tal como descrito na Fig. 4.1. A pele tem funções principais como a protecção contra factores ambientais e a regulação do calor, para além da prevenção da perda de água do corpo.

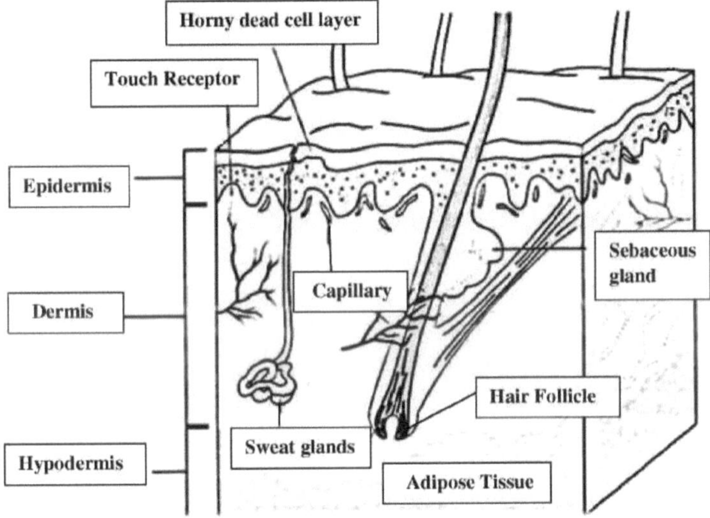

Fig 4.1 Estrutura da pele

4.1.1 Rotas de penetração de drogas através da pele

A droga sofre difusão através da epiderme intacta para a sua permeação. Os apêndices cutâneos consistem em folículos capilares e glândulas sudoríparas que formam vias de derivação através da epiderme intacta para penetração de fármacos, por exemplo esteróides e, portanto, provavelmente para outros químicos de propriedades moleculares semelhantes. As glândulas sebáceas na superfície total da pele não significam mais de 0,1%. É identificado que a permeação de drogas através da pele é normalmente restringida pelo estrato córneo (Fig. 4.2). São mostradas três vias principais de penetração (Fig.4. 3).

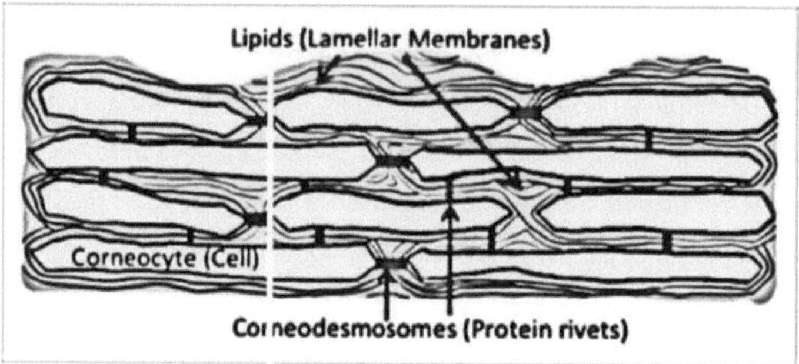

Fig. 4.2 O stratum corneum

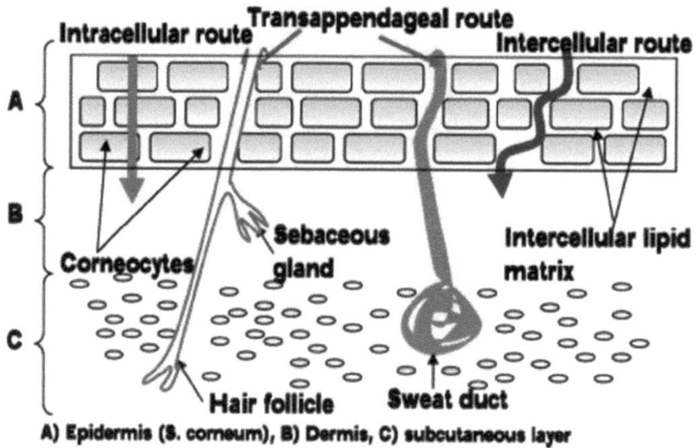

Fig. 4.3 Estrutura da pele mostrando vias de penetração [164]

A via intercelular: A via intercelular é a via mais comum na qual as drogas navegam através de pequenos espaços que existem entre as células da pele. A razão para os espaços não planos entre as lamelas lipídicas cristalinas e as suas células adjacentes da membrana externa é a região interlamelar do stratum corneum com lípidos menos organizados e cadeias hidrófobas mais elásticas e flexíveis. A difusão trans epidérmica das moléculas lipídicas e anfifílicas depende dos lípidos fluidos no stratum corneum que ocupam esses espaços para a inserção e migração através das camadas intercelulares de lípidos. [7]. A difusão das moléculas hidrofílicas é principalmente lateral ao longo das superfícies dos espaços interlamelares menos profusos preenchidos com água. O espaço livre entre uma lamela e uma membrana exterior de corneócitos até à mesma extremidade é também

14

utilizado pelas moléculas polares.

A via transcelular: A via transcelular é o caminho mais directo em que as drogas são transportadas através da pele atravessando as membranas de queratinócitos mortos do stratum corneum (SC). A matriz macromolecular intracelular dentro do stratum corneum abunda em queratina, que não contribui directamente para a barreira difusiva da pele, mas apoia a estabilidade mecânica e, portanto, a integridade do stratum corneum. Ainda que a distância do caminho percorrido pelas drogas seja a mais curta, a resistência é elevada devido às membranas fosfolípidas que têm de atravessar. A difusão transcelular não é praticamente tão importante para o transporte transdérmico de fármacos [8].

Penetração folicular: Os orifícios dos folículos residem apenas cerca de 0,1% da área total da superfície da pele, pelo que se partiu do princípio de que se tratava de uma via não tão importante para a penetração de drogas. Uma vez que o medicamento destinado ao folículo capilar é considerado útil no tratamento de doenças de pele, tornou-se agora um importante foco de interesse. Um desses exemplos é a administração tópica de nanopartículas de poliestireno onde estudos demonstraram que as nanopartículas de poliestireno se acumularam mais nas aberturas foliculares e que a sua distribuição foi aumentada de forma dependente do tempo. Foi também demonstrado que a localização folicular era favorecida pela menor dimensão das partículas. [8]

4.2 Principais factores envolvidos no sistema de entrega em nanoescala

4.2.1 Tamanho da partícula, distribuição de tamanho (PDI) e potencial zeta

O tamanho e a forma das partículas não só afectam a libertação de drogas e a estabilidade física, mas também a absorção celular das nanopartículas. Diversas condições e parâmetros como taxa de agitação, temperatura, tipo e quantidade de agente dispersante afectam o rendimento e distribuição de tamanho de cada sistema. [9]. A estabilidade do meio de dispersão é determinada pelo potencial Zeta [11,13].

4.2.2 Propriedades de superfície

A carga superficial das partículas determina a fixação e a capacidade de ligação das nanopartículas à membrana celular. As superfícies celulares são dominadas por moléculas proteoglicanas sulfatadas com carga negativa que consistem numa proteína central ancorada à membrana e ligada a uma ou mais cadeias laterais de glicosaminoglicanos (heparan, dermatan, queratan ou sulfatos de condroitina) para produzir uma estrutura que se estende para longe da superfície celular. As nanopartículas mostram uma grande afinidade pela membrana celular principalmente devido a interacções electrostáticas [12]. A neutralização localizada e subsequente endocitose e absorção celular podem ser favorecidas através da adsorção das partículas carregadas negativamente nos locais com carga positiva [14]. Assim, diferentes propriedades de superfície de uma nanopartícula podem afectar a distribuição intracelular e a localização da mesma nos locais alvo. [15]. Existem algumas investigações que mostraram o efeito da carga superficial, por exemplo, verificou-se que a densidade da carga polimérica dos dendrinadores tinha um impacto significativo na permeabilidade da membrana. O polímero mais densamente carregado facilita o transporte da molécula de corante através da membrana [16]. De um modo geral, muitos compostos são anfifílicos, ou seja, possuem um grupo de cabeça polar e um grupo hidrofóbico tal como um surfactante. [17]. As partículas coloidais também se assemelham por vezes a moléculas tensioactivas [18]. Embora as nanopartículas concebidas com uma química de superfície apropriada possam adsorver-se fortemente nas interfaces, muitos investigadores têm opiniões diferentes sobre a sua capacidade de reduzir a tensão interfacial [18,19]. Por exemplo, num estudo, foi demonstrado que as partículas de poliestireno, eram capazes de reduzir a tensão interfacial e produziam estruturas cristalinas na interface, no entanto, partículas de sílica, por outro lado, que eram independentes da estrutura e partículas de poliestireno que não produziam estruturas cristalinas, não afectavam a tensão superficial [20].

4.2.3 Farmacocinética de fármacos aplicados topicamente

A farmacocinética não é mais do que o estudo das mudanças nas concentrações do fármaco no corpo com o tempo ou o que o corpo faz com o fármaco. Está normalmente dividida em quatro fases principais: absorção, distribuição, metabolismo e excreção. Após a administração tópica, um fármaco é primeiro absorvido na pele, e depois distribuído através dos tecidos cutâneos. A estrutura e fisiologia da pele pode metabolizar a droga mas depois de atingir a circulação sistémica, o seu destino é mais ou menos semelhante ao das drogas administradas sistemicamente. Além disso, as propriedades da droga ou da formulação, bem como as propriedades da superfície da pele a que é aplicada determinam as concentrações de uma droga que atingem o local alvo a partir do local de aplicação. A determinação das propriedades farmacocinéticas dos fármacos aplicados topicamente no estrato córneo com os seus efeitos farmacodinâmicos é conhecida como Dermatopharmacokinetics (DPK). A concentração de fármacos no estrato córneo pode ser facilmente acessada pelas técnicas como a remoção de fita e a microdiálise. Esta técnica é minimamente invasiva e amplamente utilizada para a determinação da bioequivalência de produtos dermatológicos, devido à sua fiabilidade e reprodutibilidade. Dermatopharmacokinetics (DPK) fornece curvas de tempo de concentração em cornem stratum cornem (SC) de fármacos aplicados topicamente apenas semelhantes às curvas de tempo de concentração plasma/urina para fármacos administrados sistemicamente ou oralmente. O mesmo conceito é modificado para a microdiálise, onde a droga é avaliada no compartimento da pele (Fig. 4.4).

Para um tratamento eficaz das doenças dermatológicas, a avaliação da cinética cutânea das formulações tópicas é importante uma vez que proporciona a biodisponibilidade da formulação aplicada. Contudo, a definição de biodisponibilidade sistémica não pôde ser alargada à biodisponibilidade tópica, o que significa que não existe correlação entre a disponibilidade do medicamento na pele e os seus níveis sanguíneos resultantes. Assim, a biodisponibilidade tópica é avaliada através da quantificação do fármaco no próprio local alvo. No entanto, o tratamento de doenças como a infecção fúngica da pele requer que a formulação actue apenas nas camadas superiores da pele, em vez de permear dentro e através da epiderme e, noutros casos, o local alvo para a formulação administrada topicamente não pode ser o stratum cornem. Além disso, deve ter-se em mente que a absorção percutânea é um processo baixo e lento. Há sempre a possibilidade de a formulação aplicada ser removida antes mesmo de a fase de absorção estar concluída [22].

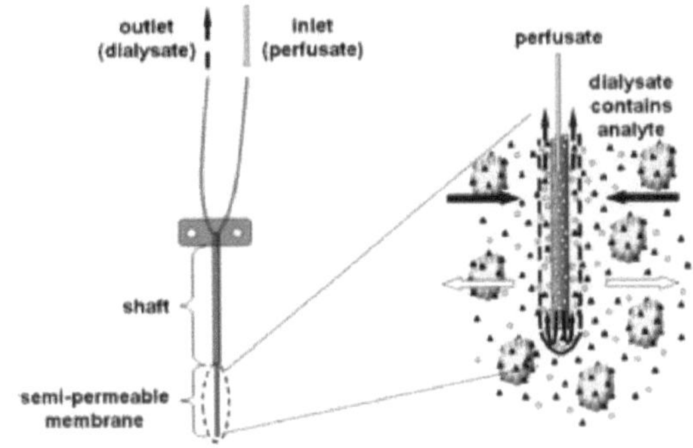

Fig. 4.4 Representação esquemática da sonda de microdiálise

Em voluntários humanos, para estudar a libertação cutânea de histamina em resposta a diferentes estímulos tópicos, a técnica de microdiálise tem sido aplicada com sucesso. O mesmo é utilizado para estudar a penetração de vários solventes orgânicos (etanol e isopropranol). Isto poderia ser explorado na medição de mediadores inflamatórios na derme e para estudar o metabolismo da pele. Além disso, pode ser utilizado para determinar a absorção da droga.

Outro método, ou seja, a fita adesiva é aplicada para determinar a função de barreira da pele, examinar dermatopatologias, conhecer os perfis de pH, etc. Quando se pretende determinar as concentrações de fármacos de formulação administrada topicamente em diferentes camadas de pele, esta técnica é a mais desejável. Para determinar as camadas de pele DPK são progressivamente removidas através da remoção de fita adesiva. Para avaliar a qualidade e eficácia dos fármacos aplicados topicamente, a abordagem deste método é simples, eficiente, rápida e relativamente não invasiva. Tipicamente, o procedimento envolve a aplicação e remoção sucessivas da fita adesiva após a aplicação tópica da formulação no local alvo. Depois, a concentração do fármaco em cada fita é determinada independentemente. Além disso, os perfis de penetração podem ser traçados, em função da profundidade dentro do SC. Para comparar a penetração de diferentes formulações, estes dados assim obtidos poderiam ser utilizados com sucesso [22].

Várias precauções que precisam de ser tomadas durante a execução da técnica de remoção da fita são as seguintes:

J o site de aplicação: o site de aplicação não deve conter nenhum pêlo terminal e vellus e áreas irregulares.

J a escolha e tamanho da fita adesiva: a fita adesiva pode ser utilizada directamente ou cortada em tamanho definido para proporcionar uma distribuição uniforme da camada adesiva na tira de fita. Deve haver uma aderência completa da fita adesiva na área marcada da pele e a dobragem da fita adesiva deve ser evitada.

J pressão de aplicação: A pressão aplicada deve ser constante para obter uma remoção uniforme de SC. Isto é importante para obter um dado reprodutível. Geralmente, um rolo é escolhido para aplicar uma pressão constante antes da remoção para esticar a superfície da pele e garantir um bom contacto. A interferência devida a sulcos e rugas pode assim ser evitada.

J velocidade de despojamento da fita: deseja-se uma velocidade constante para assegurar a remoção de uma quantidade uniforme de SC.

Além disso, a mesma área de pele tratada deve ser exposta à aplicação e remoção sucessivas da fita adesiva.

Para quantificar a quantidade de SC removida por meio de remoção de fita adesiva separada, foram previstos vários métodos. Estes incluem -

a)   Pesagem

b)   espectroscópico

c)   medições microscópicas

O início, duração e magnitude das respostas terapêuticas demonstradas pelos medicamentos tópicos quando aplicados à pele doente dependem da eficácia relativa de três processos progressivos, nomeadamente

- libertação de drogas a partir da forma de dosagem

- penetração de drogas através da barreira da pele

- efeito farmacológico desejado

Uma abordagem dermatopharmacokinetic (DPK) não é normalmente aplicável quando:

- stratum corneum é danificado por uma única aplicação da formulação tópica

- para preparações oticas

- como a córnea é estruturalmente diferente do stratum corneum esta técnica não é utilizada para preparações oftálmicas

4.3 Características ideais do medicamento para a entrega tópica

Apenas uma pequena fracção dos medicamentos pode ser entregue sistemicamente para produzir efeitos terapêuticos desejáveis devido à natureza selectiva da barreira cutânea [27]. A lipofilicidade moderada e o baixo peso molecular são as características físico-químicas básicas desejadas para que o medicamento seja ideal para a entrega percutânea [28]. No entanto, a maioria dos medicamentos não satisfaz estas condições, por exemplo, macromoléculas, tais como insulina ou ciclosporina, cuja entrega é muito desafiante. As propriedades físico-químicas do fármaco ideal para a entrega transdérmica incluem:

- Peso molecular < 1000 Daltons

- afinidade entre as fases lipofílica e hidrofílica

- o ponto de fusão de uma droga deve ser baixo

- Deve ser potente, com meia-vida curta

- não-irritante

Além disso, os factores que afectam a entrega tópica podem ser divididos em duas classes, isto é, biológico e físico-químico:

1. <u>Factores biológicos</u>

a) Estado da pele

b) Idade da pele

c) Fornecimento de sangue à pele

d) Sítio regional de pele

e) Metabolismo da pele

f) Diferenças de espécies

2. <u>Factores físico-químicos</u>

a) Hidratação da pele

b) Temperatura e pH

c) Concentração de drogas

d) Coeficiente de partição e) Tamanho e forma molecular

4.4 Vantagens da administração de medicamentos por via dérmica e transdérmica

O parto transdérmico é conveniente e proporciona uma auto-administração sem dor para os doentes, melhorando assim a adesão dos doentes. a dose oral e as injecções estão frequentemente associadas a picos e vales de nível plasmático, que são eliminados por esta via. O TDDS eliminou a necessidade de administração de dosagem frequente e mantém concentrações constantes de fármacos para administrar facilmente um fármaco com uma meia-vida curta. O TDDS é particularmente mais adequado quando o tratamento a longo prazo é essencial, como no tratamento da dor crónica ou, digamos, na terapia de cessação do tabagismo [34-36]. Várias vantagens deste sistema, em resumo, incluem:

• A redução da dose de fármacos, portanto mais segura em doentes com hepato-comprometidos, porque a TDDS evita o metabolismo hepático de primeira passagem e o tracto gastrointestinal (GI) para os fármacos pouco biodisponíveis. Os efeitos adversos podem, portanto, ser reduzidos.

• Os sistemas transdérmicos são geralmente pouco dispendiosos quando comparados com outras terapias. Isto porque os adesivos, por exemplo, são concebidos para fornecer medicamentos de 1 a 7 dias.

• a dosagem múltipla, ou a entrega de medicamentos a taxa variável é possível com os mais recentes sistemas programáveis, pelo que a forma de dosagem convencional pode ser utilizada com maior vantagem

• como o mercado de produtos transdérmicos está a aumentar fortemente, podemos dizer que a tolerabilidade e acessibilidade geral dos produtos transdérmicos pelos pacientes é muito boa

• A via transdérmica documenta o uso de um medicamento relativamente potente com dose baixa e, portanto, risco mínimo de toxicidade do sistema [35-36].

• o doente pode remover facilmente o adesivo em caso de toxicidade [37].

4.5 Desvantagens dos sistemas de entrega dérmica e transdérmica

Embora existam várias vantagens dos sistemas de entrega dérmica e transdérmica em relação à formulação tópica convencional, ainda sofre de muitas limitações. As desvantagens de acordo com Ranade e Cannon incluem [38]

• não adequado para todos os medicamentos

• Os medicamentos que requerem níveis elevados de sangue não podem ser administrados

• todos os tipos de pele não são adequados para adesivo a aderir bem

• pode haver sensibilização ou irritação devido a drogas ou formulação de drogas que necessitam de avaliação prévia no processo de desenvolvimento

• desconfortável de usar adesivos

- A dosagem convencional requer equipamentos menos dispendiosos para o fabrico. Os equipamentos especializados necessários resultam na formulação ser mais dispendiosa de fabricar e pouco económica.

- se um fármaco requer um rápido início de acção, o TDDS não é adequado, pois há sempre um tempo de atraso para o fármaco penetrar através da barreira cutânea

- é necessária uma dose baixa/elevada de droga permeável

O melhor candidato para a entrega transdérmica é geralmente um fármaco com peso molecular inferior a 400, logP o/w=2-3 e dose inferior a 10 mg.

4.6 Nanotecnologia e entrega tópica

Para superar os problemas com os TDDS convencionais como géis e pomadas, etc., vários portadores de drogas à escala nanométrica, por exemplo sistemas vesiculares como os lipossomas, bem como nanopartículas como as nanopartículas à base de lípidos sólidos ou polímeros, portadores de lípidos nanoestruturados, e nanopartículas magnéticas, foram amplamente investigados. Várias vantagens em relação aos sistemas convencionais incluem:

(i) maior solubilidade dos fármacos hidrofóbicos

(ii) fornecimento sustentado e controlado de medicamentos que são encapsulados

(iii) aumentar a estabilidade dos agentes terapêuticos por mcios químicos ou físicos

(iv) entrega de maiores concentrações de fármacos nas áreas-alvo

(v) ligandos específicos de células, se incorporados, fornecem tratamentos direccionados

(vi) Acumulação de nanopartículas carregadas de drogas nos folículos capilares e, portanto, maior penetração da droga através das camadas superficiais do SC e libertação da droga nas camadas mais profundas da pele. [32]

Conhecer as propriedades físico-químicas e características dos nanocarriers, tais como tamanho, forma, rigidez e carga na superfície, é importante para determinar a sua interacção com sistemas biológicos e a sua internalização celular. Sistemas vesiculares como lipossomas, transferomas, niosomas, etosomas, ou nanoemulsões, nanopartículas como nanopartículas lipídicas e de polímeros, e dendritores são investigados por muitos trabalhadores em todo o mundo para o fornecimento de drogas dérmicas e transdérmicas.

Quadro 4.1 Vantagens e desvantagens dos nanocarriers transdérmicos comuns

Nanocarriers	Vantagens	Desvantagens
Nanopartículas	J Podem ser feitos de muitos materiais biodegradáveis. J Podem incluir anticorpos na sua superfície para atingir órgãos-alvo. J Tanto os medicamentos hidrofílicos como hidrofóbicos podem ser carregados	• É difícil desenvolver um método analítico para o fornecimento de medicamentos. • Por vezes, o tamanho que atingem não é suficiente para evitar o sistema imunitário.
Nanoemulsão	J Podem ser formulados como espumas, líquidos, cremes e sprays. -S São atóxicos e não irritantes. J Facilmente aplicado na pele e membranas mucosas	• São susceptíveis ao amadurecimento de Oswald. • A carga de superfície tem um efeito marcante na estabilidade. • Cinética variável do processo de distribuição e de desobstrução
Lipossomas	Controlo de libertação baseado em lípidos naturais. Os portadores de proteína J aumentam a sua estabilidade.	• A cristalização lipídica leva a muitos problemas polimórficos. J• São susceptíveis à instabilidade física.
Niosomas, transferomas, etosomas	J Biodegradável e de baixa toxicidade. J Fácil de preparar. J Podem encapsular tanto moieties hidrofílicas como lipofílicas. J Capacidade de visar órgãos para a entrega de medicamentos. S Extremamente alta flexibilidade da sua membrana.	• Predisposição para a degradação oxidativa. • As formulações podem ser caras

4.6.1 Microemulsões

As microemulsões são dispersões com tamanho de gota de 10 a 100 nm. Estes sistemas e não têm a tendência de coalescência [67-69]. As microemulsões formam espontaneamente quando quantidades apropriadas de um lipofílico e de um agente hidrofílico são adicionadas com agitação constante e estabilizadas com a ajuda de um surfactante e de uma mistura de co-surfactante [70]. As microemulsões têm algumas propriedades físico-químicas definidas tais como transparência, baixa viscosidade, isotropia óptica, e estabilidade termodinâmica. Estas actuam como eficientes portadores de fármacos tanto para a entrega transdérmica como dérmica [71-73].

As principais vantagens das microemulsões devido às quais encontram a sua utilização no fornecimento transdérmico de drogas incluem a alta solubilidade das drogas hidrofílicas incorporadas em sistemas de microemulsão, o efeito de aumento da permeação, e o aumento da actividade termodinâmica da droga nos portadores [68-71]. Por vezes, devido à sua viscosidade muito baixa e, portanto, ao seu uso inconveniente, o uso de microemulsões no campo de aplicação à entrega transdérmica é restrito [74].

4.6.2 Nanoemulsões

A nanoemulsão é formada quando o sistema oleoso é disperso num sistema aquoso, ou vice-versa. Estes sistemas isotrópicos dispersos de dois líquidos imiscíveis têm diâmetros de gotículas de algumas centenas de nanómetros. Como as nanoemulsões requerem alta energia para a sua produção, são sistemas termodinamicamente instáveis, em oposição às microemulsões. São também susceptíveis à maturação de Oswald. São vulneráveis a outros problemas de instabilidade física associados a emulsões como cremação e floculação. Mas com a utilização de quantidades óptimas de tensioactivos apesar de todas as instabilidades, podem ser tornados estáveis durante muito tempo, tendo no entanto um tamanho extremamente pequeno. As emulsões nano podem incorporar tanto drogas hidrofóbicas como hidrofílicas. São sistemas não tóxicos, e portanto encontram a sua utilização numa grande variedade de campos como para a pele ou membranas mucosas, parenterais e não parentéricos, e hoje em dia mesmo nos cosméticos. Os métodos mais utilizados para preparar nanoemulsões incluem: homogeneização de alta pressão, microfluidização, e temperatura de inversão de fase.

Alguns casos em que as drogas são formuladas em nanoemulsões para o fornecimento de drogas transdérmicas são a cafeína, aspirina, nimesulida, etc. [75] mas devido aos seus problemas de estabilidade inerentes, a entrega transdérmica usando nanoemulsões diminuiu para um nível.

Actualmente, as formulações de nanoemulsão transdérmica não se desenvolvem tanto como nanopartículas ou lipossomas devido aos problemas de estabilidade inerentes a esta forma de dosagem. As nanoemulsões também podem ser utilizadas numa grande variedade de produtos cosméticos, tais como óleos de banho, cremes corporais, etc., devido ao seu tamanho pequeno e uniforme de gotículas, levando a uma sensação transparente, fluida e agradável ao toque [42, 43].

4.6.3 Sistemas vesiculares

4.6.3.1 Lipossomas

Os lipossomas (Fig. 4.5) são vesículas esféricas que consistem em bílis fosfolípidos que encerram um núcleo aquoso. O diâmetro da vesícula varia geralmente de cinquenta a várias centenas de nanómetros. O componente lipídico primário dos lipossomas é classicamente uma fosfatidilcolina derivada da lecitina de ovo ou soja O colesterol está normalmente incluído na formulação, pois actua como um tampão de fluidez e estabiliza a estrutura, tornando os lipossomas mais rígidos [83]. Têm certas vantagens como uma grande variedade de fármacos a serem incorporados e é biocompatível como inerentemente ligado aos fosfolípidos naturais. Devido à sua natureza bifásica, os lipossomas podem actuar como portadores de substâncias lipofílicas, anfifílicas e hidrofílicas. A localização do fármaco na camada lipossómica e a sua taxa de libertação é determinada pelas características de solubilidade e partição dessa molécula.

Actualmente, muitos medicamentos baseados em lipossomas têm sido clinicamente aprovados. Os lipossomas como portadores de fármacos reduzem a toxicidade e aumentam a eficácia. Continuam a circular na corrente sanguínea durante um longo período de tempo, sendo por isso agora utilizados com sucesso na terapia do cancro e no melanoma de pele [6].

O comportamento dos lipossomas relativamente à penetração em pele intacta, ainda está em debate [85-87]. Ao passar pela pele, aderem às paredes internas da pele e permanecem confinados ao estrato córneo. Como resultado, a sua capacidade de se acumularem em pele profunda não é tão boa.

Drogas como o metotrexato, anfotericina B, melatonina, indinavir, cetoprofeno, estradiol, clindamicina cloridrato, e lignocaína são administradas em toda a pele através da utilização de lipossomas. Os lipossomas deformáveis ou transferossomas são também utilizados para fornecer drogas transdermalmente como diclofenaco, corticosteróides, triamcinolona-acetonida, cetoprofeno, interleucina-2 e mesmo DNA [88-94].

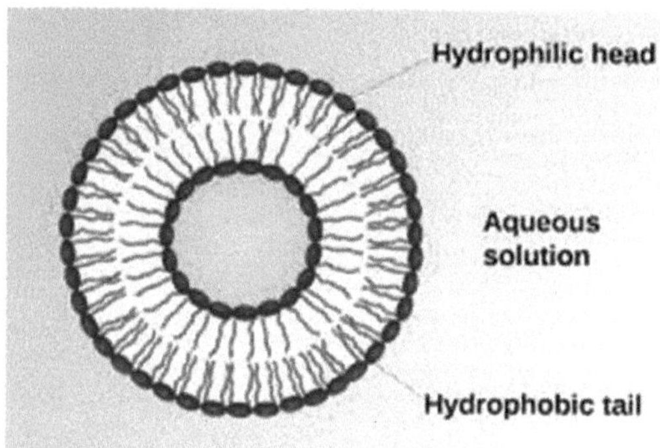

Fig. 4.5 Estrutura do lipossoma

4.6.3.2. Niosomes

Os periossomas são um novo sistema de distribuição de drogas vesiculosas contendo tensioactivos não-iónicos tais como éteres alquílicos de polioxietileno, ésteres de sorbitano, éteres alquílicos de glicerol, etc. São vesículas unilamelares ou multilamelares capazes de aprisionar drogas hidrofílicas e hidrofóbicas, onde as moléculas hidrofílicas e hidrofóbicas estão ligadas por ligações éter, éster, ou amida. São preparadas por métodos semelhantes aos dos lipossomas, tais como a hidratação de um surfactante/filme lipídico depositado.

Os biossomas têm maior estabilidade e falta de muitos problemas associados aos lipossomas, tais como o custo elevado e os problemas inconstantes de pureza dos fosfolípidos [95]. No entanto, a estabilidade das formulações de niosomas pode ser influenciada por parâmetros como a temperatura de armazenamento, a técnica de preparação e a composição. Outra vantagem é o método simples de preparação e produção em escala de niosomas sem o uso de solventes indesejáveis. Mistura hidratada de colesterol e tensioactivos não-iónicos, tais como éteres alquílicos, são utilizados em substituição dos fosfolípidos [95,96]. Os tensioactivos utilizados na preparação ruidosa são biodegradáveis, biocompatíveis e não imunogénicos.

Os biossomas são sistemas de transporte versáteis que podem ser administrados através de várias rotas e muitos esforços foram projectados para a sua utilização como transportadores eficazes para fornecer bioactivos através de rotas dérmicas e transdérmicas [97-100]. Para o tratamento de doenças dermatológicas, o minoxidil e o ácido elágico estão encapsulados em niosomas. Estudos demonstraram que os niosomas formados por rácios 1:1 molares de Spans com colesterol de são capazes de fornecer minoxidil no tratamento da perda de cabelo quando aplicados topicamente [102]. Alguns investigadores propõem o uso de Span 60 e Tween 60 em niosomas para o fornecimento dérmico de ácido elágico [103]. Foi relatado que estes medicamentos aumentam o tempo de residência destes medicamentos no estrato córneo e epiderme, ao mesmo tempo que reduzem a absorção sistémica destes medicamentos. A formulação de niosomal também melhorou a penetração das substâncias aprisionadas através da pele. Os efeitos secundários dos fármacos foram também considerados como diminuídos [101].

4.6.3.3 Transferosomas

Os transferomes, também considerados como "lipossomas elásticos" são agregados lipídicos mistos altamente deformáveis. A diferença entre os lipossomas e os transferossomas reside na presença de activadores de borda/analizadores de penetração e compreendendo fosfolípidos como ingrediente principal com 10-25% de tensioactivo (por exemplo, colato de sódio) e 3-10% de etanol.

Os tensioactivos e activadores de borda conferem ultra-deformabilidade nos transferomes. A quantidade e a estrutura do tensioactivo incorporado definem a elasticidade da vesícula. Em comparação com os lipossomas, foi demonstrado que os transferomas são capazes de entregar os medicamentos muito mais profundamente na pele. Consequentemente, as transferomas parecem semelhantes a outras vesículas lipídicas ou lipossomas, em morfologia, mas, funcionalmente, são mais eficientes a entregar as drogas como devido à sua natureza deformável e penetração nos poros muito mais pequenos do que o seu próprio tamanho [104].

São de natureza meta-estável. A adaptabilidade da membrana dos transferossomas é invulgarmente forte para que as vesículas se acomodem num poro estreito e assim intrudam tal poro. Foram sugeridos vários exemplos de activadores de borda incorporados nos transferossomas para os modificar a partir dos lipossomas convencionais [105-107]. As membranas dos transferossomas incham mais do que as das vesículas lipídicas convencionais devido à diferença na hidrofilicidade.

4.6.3.4 Etossomas

Os etosomas são portadores vesiculares lipídicos constituídos por etanol em concentrações relativamente elevadas [108]. Os principais componentes são fosfolípidos, etanol e água. O diâmetro médio dos etosomas varia de várias dezenas de nanómetros a microns, dependendo da proporção de fosfolípidos e etanol utilizados [110]. O tamanho da vesícula do etosoma é menor que o de um lipossoma devido à elevada concentração de álcool utilizada na preparação, que aumenta a permeação cutânea. Isto, por sua vez, liberta a droga aprisionada em camadas mais profundas da pele e mesmo na circulação sistémica [10].

Estruturalmente, os etosomas são suaves e maleáveis. O pequeno tamanho e maleabilidade dos etosomas permitem-lhes passar através do efeito de barreira cutânea o grau de permeação transdérmica. Quanto menor for o tamanho, maior será a extensão da penetração [108]. É sugerido por alguns investigadores que o tamanho da vesícula diminui à medida que o teor de álcool aumenta de 20 a 45% devido à atribuição de uma carga líquida negativa na superfície da vesícula pelo etanol [39]. Os etosomas possuem um fluxo transdérmico significativamente elevado em comparação com os lipossomas convencionais e, portanto, a aplicação de etosomas no fornecimento de drogas tem numerosas vantagens [110-114]. Algumas delas são a simplicidade da tecnologia, a melhoria do fornecimento de fármacos transdérmicos, e a prevenção do efeito de primeira passagem, e portanto um melhor resultado terapêutico.

Muitos autores demonstraram que os etosomas apresentam uma elevada eficiência de encapsulamento para uma vasta gama de moléculas devido à multilamelaridade das vesículas. O etanol, um componente importante dos etosomas, é um bom solvente para muitos fármacos [115]. Está também demonstrado que os etosomas melhoram a entrega de fármacos à pele tanto em condições oclusivas [117] como não oclusivas [118,119,122]. Os etosomas carregados com tacrolimus são considerados úteis como agente terapêutico para a dermatite atópica [120]. Outra formulação etosomal que demonstrou ter potencial para a entrega transdérmica é a do cetoprofeno [121]. Os etosomas foram utilizados eficazmente para aumentar a actividade anti-inflamatória do glicirrizinato de amónio em comparação com as soluções etanólicas ou aquosas deste fármaco [123]. Da mesma forma, foi demonstrado que a permeação cutânea do minoxidil foi aumentada através de etosomas in vitro quando comparada com a solução micelar de minoxidil etanolica ou fosfolipídica. Foi provado que a entrega transdérmica de testosterona a partir de um adesivo etosomal era maior do que a dos adesivos disponíveis comercialmente [124]. Outros exemplos de entrega transdérmica de drogas usando etosomas são o coagrimazol [125] e o trihexyphenidyl HCl [126].

4.6.3.5 Dendrimers

Os dendrers são estruturas tridimensionais feitas de numerosas pequenas moléculas ramificadas repetitivas. A estrutura destas resulta em formas, tamanhos e pesos moleculares uniformes [16]. Características físico-químicas como tamanho, peso molecular, carga superficial, e concentração definem a permeabilidade dos dendrers através das camadas da pele. Os dendrers têm agora sido utilizados para a entrega de medicamentos transdérmicos, fotossensibilizadores de transporte para terapia fotoquímica e para moléculas antifúngicas. A má biodegradação e a citotoxicidade inerente são os principais inconvenientes destes nanocarriers [127] mas a principal vantagem dos dendrers é a sua multivalência [128] devido à qual é possível controlar com precisão os grupos funcionais na superfície [129]. Devido à sua forma e tamanho, estas moléculas também podem transportar drogas de grande peso molecular e agentes de imagem. Os dendríbios interagem com os lípidos presentes nas membranas. Também mostram melhor permeação em culturas celulares e membranas intestinais e agem como intensificadores de solubilidade. No entanto, não são bons portadores de fármacos hidrofílicos. Exemplos de fármacos incorporados em dendrimers para a entrega tópica são a tamsulosina [130], indometacina [131], cetoprofeno, diflunisal [132], 5-fluorouracil [133] e peptídeos [134].

4.6.4 Nanopartículas lipídicas

As nanopartículas lipídicas são uma classe de sistemas portadores de drogas coloidais amplamente classificados como nanopartículas lipídicas sólidas (SLN), portadores de lípidos nanoestruturados (NLC), e conjugados de drogas lipídicas (LDC) [135-137]. Se o lípido líquido utilizado nas nanoemulsões for substituído por um lípido sólido à temperatura ambiente ou glicerídeos ou ceras de alto ponto de fusão, resulta na formação de SLN [136-139]. O núcleo lipídico é estabilizado por surfactantes ou emulsificantes em combinação ou isoladamente. As nanopartículas lipídicas podem ser preparadas em diferentes tamanhos e polaridade de superfície para melhorar a penetração cutânea.

4.6.4.1 Portadores de lípidos nanoestruturados (NLC)

NLC são portadores coloidais que contêm uma mistura de lípidos sólidos e líquidos, no núcleo e têm um tamanho médio de partícula na gama nanométrica [140]. Os NLC estão a ganhar interesse devido ao aumento da solubilidade, maior estabilidade de armazenamento, melhor biodisponibilidade e meia-vida prolongada, e entrega dirigida aos tecidos. Esta nanoestrutura também melhora a carga de fármacos. Os problemas associados ao SLN, tais como a expulsão de fármacos no armazenamento, são minimizados pelo sistema NLC.

Convencionalmente, a NLC pode ser preparada misturando ou podemos dizer mistura de lípidos sólidos com lípidos líquidos (óleos). Em geral, os lípidos líquidos são melhores solubilizantes de fármacos do que os lípidos sólidos. Embora exista uma depressão de ponto de fusão na matriz lipídica resultante em comparação com a matriz lipídica sólida original, mas a matriz permanece sólida à temperatura corporal. Diferentes tipos de NLC podem ser obtidos através da variação do método de produção e da composição da mistura lipídica. A nanoestrutura especial da matriz lipídica que não é assim ordenada aumenta o aprisionamento dos compostos activos e diminui a expulsão do composto durante o armazenamento. A NLC tem mais capacidade de imobilizar medicamentos para evitar a coalescência em comparação com a nanoemulsão devido à sua natureza sólida. Foram desenvolvidos métodos inovadores de produção de NLC [141]. Os NLC são frequentemente referidos como SLN de segunda geração.

4.6.4.2 Nanopartículas lipídicas sólidas

As nanopartículas lipídicas sólidas (SLN) são de tamanho sub-micrónico e formadas por uma matriz de lípidos que são biodegradáveis e podem ser bem toleradas [142]. A protecção das substâncias lábeis contra a degradação química e a libertação controlada de drogas devido à presença de matriz lipídica de estado sólido, e a formação de película oclusiva sobre a pele são algumas das principais vantagens destes sistemas. [140]. A extensão da oclusão pela formulação depende do grau de cristalinidade dos lípidos, ou seja, com o aumento da cristalinidade, o factor de oclusão aumenta [142]. Estes sistemas podem ser facilmente dimensionados e esterilizados e o método de preparação não envolve solventes orgânicos nocivos. Além disso, os SLNs são capazes de facilitar a alta permeação das moléculas da droga através da pele, porque a área de superfície elevada [143]. Os dois principais métodos de preparação de SLN são a homogeneização de alta pressão e a formação de microemulsões. A homogeneização a alta pressão está sub-dividida em técnicas a quente e a frio. A homogeneização a quente é o método mais comummente utilizado. A SLN também pode ser preparada por um método de precipitação mas o inconveniente deste método é a incorporação de solventes orgânicos.

Os SLN têm melhor extensão de oclusão do que os NLC, onde as nanoemulsões líquidas não têm nenhuma, devido à ausência de cristalinidade. O tamanho das partículas e o número de partículas também afectam o parâmetro de oclusão. O factor de oclusão é inversamente proporcional à dimensão das partículas, mas directamente proporcional ao número de partículas. Com o aumento da propriedade oclusiva, a perda de água é reduzida e a pele é mais hidratada. Os SLN parecem bastante atractivos como componentes para produtos de protecção solar. Devido à elevada cristalinidade dos SLN podem ser utilizados para protecção solar física, uma vez que as suas partículas se dispersam e reflectem a radiação ultravioleta (UV). Também mostram efeitos sinérgicos com substâncias absorventes de UV utilizadas em protectores solares convencionais. Da mesma forma, foi demonstrado o sinergismo com o factor de protecção solar e com o factor de protecção UV-A apresentado pela adição do protector solar inorgânico, dióxido de titânio em NLC de cera de carnaúba e deciloleato [144]. A figura 4.6 mostra as estruturas de alguns sistemas de veículos nanodispersos lipídicos. Todas as vantagens das nanopartículas poliméricas, emulsões de gordura e lipossomas são combinadas em SLN.

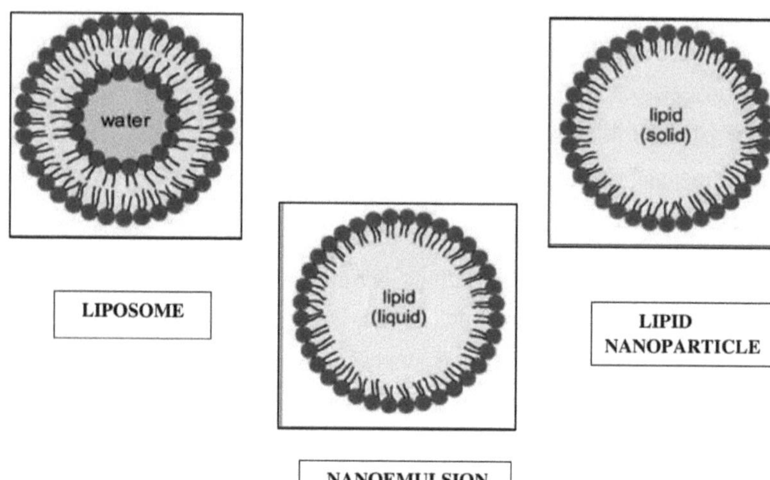

Fig 4.6 Estrutura dos sistemas de veículos nanodispersos lipídicos [1]

4.6.5 Nanopartículas poliméricas

As nanopartículas poliméricas têm uma gama de tamanhos geralmente entre 10-1000 nm. São preparadas a partir de polímeros biocompatíveis e biodegradáveis e o medicamento é dissolvido, encapsulado ou ligado a uma matriz de nanopartículas de polímero. A composição química e a natureza dos ingredientes, o tamanho das nanopartículas e a viscosidade das formulações definem o grau de penetração na pele. As nanopartículas poliméricas têm a capacidade de modificar o perfil de libertação de fármacos, a estabilidade dos fármacos, a sua circulação no sangue e ainda a sua propriedade de retenção e adesão para a pele. Como a camada superior da pele, stratum corneum, proporciona uma excelente barreira à permeação e penetração de drogas, as nanopartículas podem ser estrategicamente concebidas para actuar como reservatórios tanto para drogas lipofílicas como hidrofílicas e controlar a sua permeação. [145].

4.6.6 Nanotubos de carbono (CNT) e fullerenes

Os nanotubos de carbono (Fig. 4.7) são nanopartículas estáveis de carbono com diâmetros médios extremamente pequenos (<100 nm) mas grande volume interno que permite o carregamento de pequenas moléculas. Para carregar proteínas e genes para o fornecimento eficaz de medicamentos tópicos, a sua superfície externa pode ser quimicamente modificada

[146]. Têm elevado efeito anti-oxidante e citoprotector.

Os fullerenos (Fig. 4.7) são esferas de carbono à escala de 1-nm de 60 átomos de carbono. Embora os fulerenos sejam hidrófobos por natureza, podem ser-lhes ligados uma fracção hidrofílica para os tornar hidrossolúveis e portadores de genes, proteínas para efeitos de entrega [146]. São geralmente propostos para utilização em produtos cosméticos como protectores solares ou maquilhagem de longa duração devido ao seu pequeno tamanho, forma esférica e interior oco.

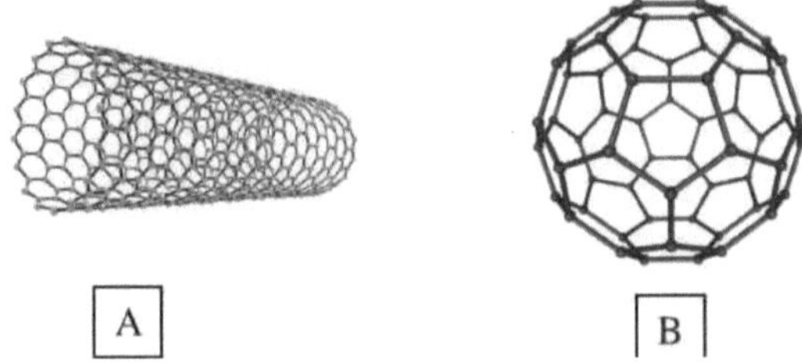

Fig 4.7 Nanotubo de carbono (A) e (B) fullerene

4.7 Nano-formulações e mecanismo de penetração cutânea

O stratum corneum formado a partir de corneócitos mortos desempenha o papel principal na protecção ambiental contra a radiação, regulação do calor, geração de resposta imunitária, detecção sensorial, regulação da absorção/perda de água e electrólitos, etc. [1]

O mecanismo de libertação de drogas e o local de libertação de drogas a partir das nanopartículas ainda é um tema de debate. A libertação pode ocorrer em suspensão ou na superfície da pele, deixando as partículas portadoras fora ou dentro do tecido onde as partículas penetram na pele. As formulações de nanopartículas para a libertação tópica influenciaram algumas das funções convencionais da pele [1]. Observa-se que uma vez aplicadas na pele, as enzimas activadas pelo calor corporal que levaram à formação de um ingrediente activo conhecido como isotiocianato de alilo. A difusão passiva causou o transporte do componente activo do fármaco através da pele. [147,148]. A principal barreira ao TDDS é o stratum corneum que limita a penetração e permeação cutânea de muitos fármacos. Nos etosomas, por exemplo, o álcool está presente em altas concentrações, o que tem um efeito de aumento da permeação para iniciar o processo de permeação transdérmica e libertação de drogas [149].

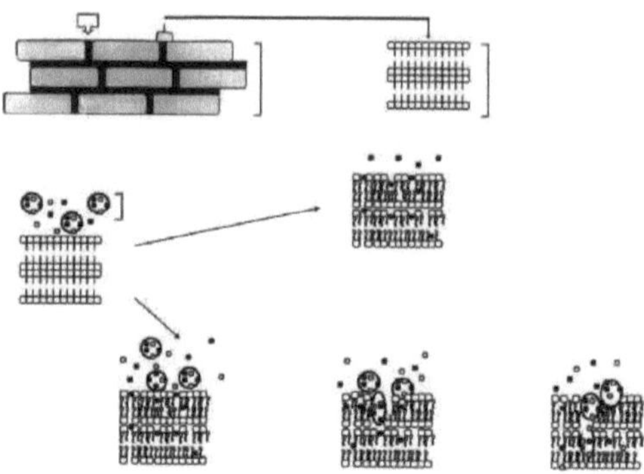

Fig 4.8 Mecanismo de administração de medicamentos a partir de portadores vesiculares etossomais através da pele [1]

O álcool desestabiliza as vesículas, solta a embalagem e torna as membranas da vesícula mais macias e maleáveis [1]. As perturbações reversíveis nas camadas mais profundas de SC são também causadas e a penetração nas camadas lipídicas intercelulares das membranas das células da pele é aumentada tornando-as menos densas [150]. As vesículas espremem-se então facilmente através dos espaços intercelulares presentes nas camadas mais profundas da pele. Tem-se observado que as partículas de droga são acumuladas mais na parede interna do que no núcleo das vesículas [151]. Nesta situação, a libertação do conteúdo das vesículas é favorecida termodinamicamente. Devido ao aumento da afinidade devido ao seu conteúdo lipídico, a vesícula funde-se com o conteúdo lipídico das camadas da pele para libertar o seu conteúdo que depois se difunde em camadas mais profundas da pele. Difunde-se então para a circulação sistémica. Outros mecanismos, tais como a difusão livre de drogas, também podem estar envolvidos na penetração.

4.8 Regulamentos sobre sistemas de medicamentos tópicos

Embora a aplicação da nanotecnologia no sistema de administração de medicamentos esteja a crescer rapidamente, as preocupações com a segurança e a toxicologia continuam a existir, sendo a segurança o principal ponto de preocupação. [152]. Não é fácil a entrada de um novo medicamento no mercado. Um organismo regulador governamental, a United States Food and Drug Agency (USFDA), estabeleceu certas directrizes de segurança que o novo medicamento tem de conferir. A fim de ser aprovado para passar à fase de ensaios clínicos e obter a aprovação de um novo pedido de medicamento (NDA) antes da comercialização, testes de segurança que devem ser conduzidos em animais. A fundamentação, ambientes e condições para conduzir a sensibilização, mutagenicidade da carcinogenicidade, irritação, e outros estudos já foram declarados. Os requisitos para estudos de toxicidade aguda subaguda, e crónica para produtos farmacêuticos destinados a serem utilizados em seres humanos foram estabelecidos na Conferência Internacional sobre Harmonização para proporcionar uniformidade entre as três regiões; Estados Unidos, Japão, e Europa [153]. Há diferentes fases de ensaios clínicos que vão da I à V. A Fase 0 é de micro-doses. A Fase I refere-se aos ensaios iniciais num pequeno grupo de pessoas saudáveis (20 a 80) para julgar a sua segurança, efeitos secundários e para descobrir a dosagem correcta do medicamento. A Fase II utiliza cerca de 100 a 300 voluntários. Enquanto a Fase I enfatiza a segurança, a Fase II enfatiza a eficácia. Esta fase pode durar vários anos. A Fase III envolve um grande número de populações de várias centenas a cerca de 3.000 pessoas. O estudo é realizado em diferentes populações e diferentes dosagens ou usando a droga em combinação com outros medicamentos. Após a Fase III, o NDA é preenchido. Na Fase IV, a eficácia e segurança do fármaco são monitorizadas em grandes e diversas populações. Como os efeitos secundários de um fármaco podem não ser notados até que mais pessoas o tenham administrado durante um período de tempo mais longo. A Fase V é a vigilância pós-comercialização. O conceito de gestão de risco para os novos produtos subdivide-se em 3 fases: aprovação pré-comercialização, aceitação pré-comercialização e vigilância pós-comercialização [154].

Aprovação prévia ao mercado: A aprovação da FDA é obrigatória antes da comercialização de qualquer novo medicamento. O produtor/patrocinador tem de avaliar e identificar todos os riscos relacionados com o produto. Se presente, é da responsabilidade dessa parte indicar os meios para minimizar os riscos na aplicação da produção.

Aceitação pré-mercado: Os produtos que são cópias de outras preparações semelhantes já comercializadas ou aprovadas ou preparadas de acordo com as especificações aprovadas são submetidos a esta categoria. Para estes produtos, a FDA leva a cabo um processo de revisão mais rápido do que o pré-mercado.

Vigilância pós-comercialização: Para os produtos desta categoria, a FDA gere os riscos do GRAS. A entrada no mercado, e a distribuição, estão à escolha do fabricante/produtor. A aplicação das Boas Práticas de Fabrico (BPF) regula estes produtos. Se for comunicado um acontecimento adverso que ameace a saúde pública, a FDA toma medidas regulamentares coordenando políticas dentro de si e com outros organismos governamentais. Se novos produtos/materiais possuírem novos riscos toxicológicos, a FDA exigirá novos testes.

Os regulamentos da FDA são aplicados apenas aos produtos e às alegações feitas pelo patrocinador do produto. Se o fabricante não reclamar sobre a nanotecnologia utilizada relativamente ao fabrico ou desempenho do produto, a FDA permanece inconsciente no momento da revisão. Além disso, a FDA tem apenas autoridade limitada sobre os produtos, tais como os cosméticos. Muitos produtos só necessitam de regulamentação se estiverem associados a questões adversas relacionadas com a saúde.

4.9 Formulações dérmicas e transdérmicas comercializadas

Após completar as formalidades de aprovação regulamentar e ensaios, tal como especificado por diferentes países, por exemplo, a FDA (EUA), agora muitos sistemas de entrega de medicamentos dérmicos e transdérmicos foram licenciados para fabrico. Alguns dos fármacos actualmente disponíveis no mercado são apresentados no Quadro 4.2.

Tabela 4.2. Formulações Transdérmicas Marcadas

Droga	Nome comercial	Tipo de remendo transdérmico	Fabricante	Indicação
Fentanil	Duragésico	Reservatório	Alza/Janssen Pharmaceutica	Moderado/ Dores severas
Nitroglicerina	Deponit	Drugin adesivo	Schwarz Pharma	Angina Pectoris
	Minitran	Drugin adesivo	3M Farmacêuticos	
	Nitrodisc	Micro reservatório	Searle, EUA	
	Nitrodur	Matriz	Chave Farmacêuticos	
	TransdermNitro	Reservatório	Alza/Novartis	

	Nitroderm TTS	Face	Novartis	
	Diafusor	Matriz	Schering-Plough	
	Transdermal- NTG	Orla	Warner Chilcott Laboratório	
	Nitrocina	Orla	Kremer Urbano	
	Mancha de nitroglicerina	Orla	Laboratório Adria	
	adesivo NTS	Orla	Bolar, Major, Qualitest, Bio Linha, Goldline, Genebra, Rugby Laboratório WarnerChilcott	
Dinitrato de isossorbida	Fita Frandol	Matriz	Toaeiyo, Yamanouchi Pharm.	
Nicotina	Prospectiva	Reservatório	ElanCorp/Lederie Labs	Cessação de fumar

CAPÍTULO CINCO:

5.EXPERIMENTAL

5.1. Materiais e métodos

Materiais

Fosfolipídeo de qualidade farmacêutica (Fosfolipão 90H) foi recebido como amostra de presente da Lipoid GmbH (Ludwigshafen, Alemanha). Glicerol e Colesterol foram comprados à SD Fine Chemicals (Mumbai, Índia). Todos os solventes utilizados no estudo eram de qualidade analítica e foram comprados à Merck Ltd. (Mumbai, Índia). A rodamina B foi comprada à Genex Life Sciences Pvt. Ltd, (Mumbai, Índia).

Métodos

5.1.1 Análise espectroscópica UV da Rodamina B

A rodamina B (25 mg) foi dissolvida em 25 ml de água destilada e 1,0 ml desta solução foi composta até 10 ml com água destilada para formar uma solução de reserva de 100 µg/ml. Diluindo adequadamente a solução de reserva, foram preparadas diluições de 2 a 20 µg/ml e a absorvância foi registada a 554 nm. A absorvância média versus concentração (pg/mi) foram traçadas para formar a curva de calibração da Rodamina B.

5.1.2 Preparação de Vesícula

Embora vários métodos de preparação sejam relatados na literatura para a preparação de lipossomas, no presente estudo foi seleccionada a **técnica de hidratação por película** porque este método é a técnica convencional e mais comum para a preparação de lipossomas.

Preparação de lipossomas convencionais (LVs): Os LVs utilizados como controlo ao longo dos estudos foram preparados utilizando a técnica de hidratação por película, tal como relatado anteriormente. Em resumo, 100 mg de fosfolípidos e 20 mg de colesterol foram dissolvidos numa mistura de 5,0 ml de clorofórmio e metanol (2:1 v/v) num frasco de fundo redondo. O solvente orgânico foi evaporado sob vácuo utilizando um evaporador rotativo (Buchi Rotavapor R- 210, Suíça) regulado a uma temperatura de 37°C com uma velocidade de rotação de 100 rpm.

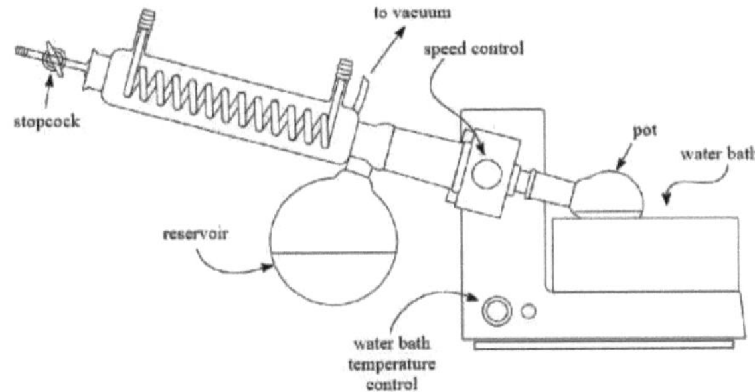

Fig. 5.1 Diagrama etiquetado do evaporador rotativo

A película seca foi mantida sob pressão reduzida durante duas horas para remover vestígios de solvente. A película foi deixada a secar de um dia para o outro. A película foi então agitada vigorosamente com 5,0 ml de meio aquoso e deixada re-hidratar por rotação posterior a 45°C durante 1 h para formar dispersão vesicular. A dispersão foi então filtrada por ultra-sons (Hielscher Ultrasonics GmbH, Alemanha) a uma amplitude de 80% durante 3 mins para alcançar a redução de tamanho [161].

Preparação de vesículas de Polioliosomes (PVs): Os Polioliosomas foram preparados por modificação do método utilizado para a preparação de VLV. A modificação foi feita por adição de glicerol quer a solvente orgânico (antes da formação da película, pré-adicionado) quer a meio aquoso (após a formação da película, pós-adicionado) (Fig. 5.2).

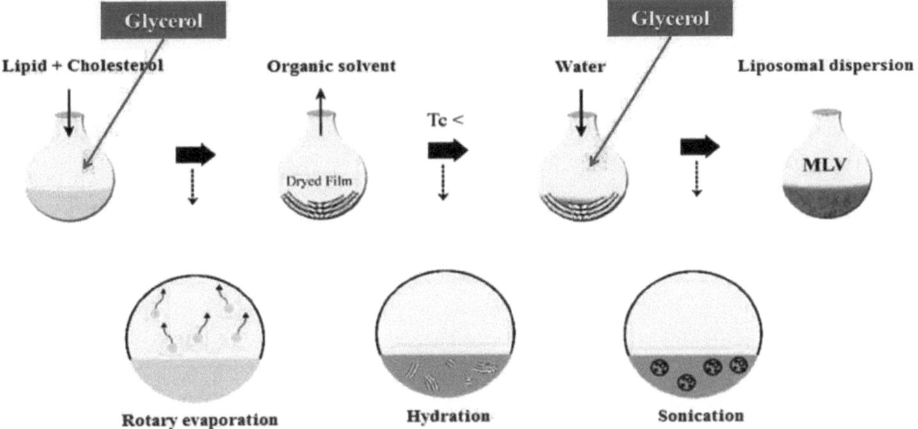

Fig. 5.2 Técnica modificada de hidratação de filme para preparação de PV

A optimização foi feita com concentrações variáveis de glicerol pré-adicionado e pós-adicionado. Lípidos: relação colesterol, volume da fase orgânica e aquosa, RPM, e tempo de reidratação foram mantidos constantes durante toda a experiência.

Além disso, foi estudado o efeito da concentração de glicerol pré-adicionado ou pós-adicionado no tamanho médio das vesículas, agregação de vesículas e deformabilidade das vesículas.

Os FV carregados de corantes foram formados carregando Rhodamine B na fase orgânica ou na fase aquosa. Todas as formulações foram armazenadas em frigorífico (5°C) até serem utilizadas.

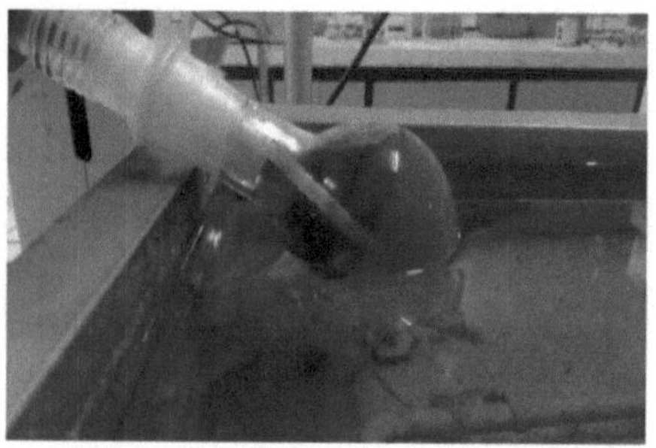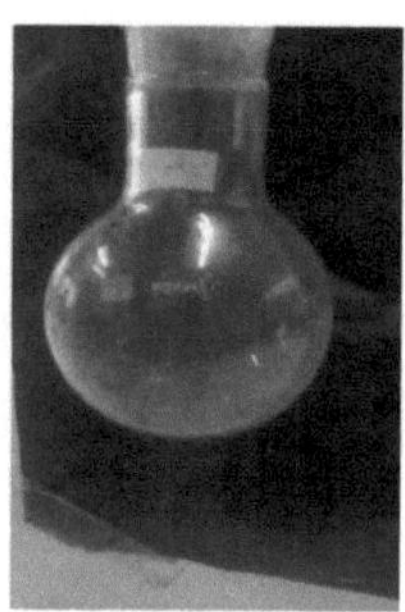

Fig. 5.3 Preparação de PVs carregados com corante de rodamina

5.1.3 Optimização e Caracterização de Vesículas

5.1.3.1 Tamanho da vesícula e PI

O tamanho médio da vesícula e o índice de polidispersidade (PI) das amostras foram determinados pela dispersão dinâmica da luz utilizando Zetasizer Nano ZS (Malvern Instruments, Malvern, UK) a 25°C. Para a medição do tamanho das vesículas, a suspensão vesicular foi diluída com água destilada e depois colocada em cuvete de quartzo e depois submetida a análise de tamanho e as medições foram realizadas em triplicado [161].

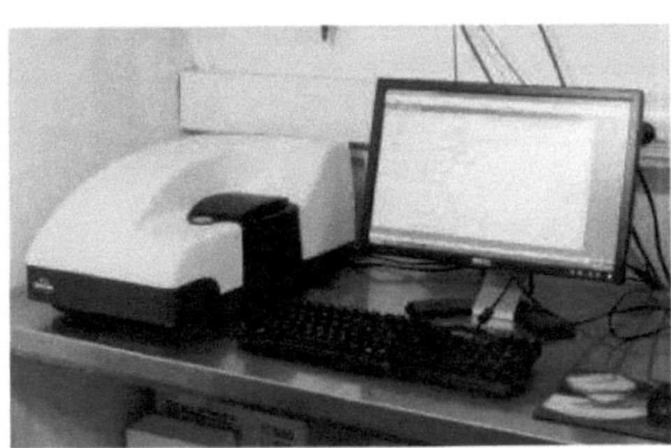

Fig. 5.4 Malvern Zeta Sizer

5.1.3.2 Morfologia da vesícula

Foram realizados estudos de microscopia electrónica de transmissão (TEM) para determinar a morfologia da dispersão vesicular. As PVs coradas com 1% de acetato de uranilo, foram analisadas por TEM (Philips CM 10, Holanda) a uma tensão de aceleração de 100kv. A aquisição de dados foi feita no Motor de Captura de Imagem AMT. O TEM de LVs também foi feito para comparação [161].

5.1.3.3 Eficiência de carregamento e encapsulamento de corantes (EE)

EE foi calculado pelo método da centrifugação (Mura *et al.*, 2009). A formulação lipossomal foi centrifugada (Tomy MX-305) a 15.000 rpm durante 30 mins para obter o grânulo de vesículas. O sobrenadante foi removido e o pellet foi ainda dissolvido com solução de metanol para dissolver o corante aprisionado. A solução preparada foi ainda mais diluída e foi analisada pelo espectrofotómetro UV a /.max = 554nm. O EE foi calculado usando a seguinte equação:

$$EE = \frac{Amount\ of\ drug\ in\ vesicles}{Amount\ of\ drug\ used} \times 100$$

5.1.3.4 Deformabilidade Vesicular (DI)

A medição da deformabilidade [161] foi realizada por método de extrusão (Liposofast, Avestin, Alemanha). Utilizando uma seringa e a uma pressão bastante constante, a dispersão da vesícula foi extrudida através de filtros de policarbonato de 19 mm com um tamanho de poro de 0,05 µm (NucleporeTM, Sigma-Aldrich, Índia) [160]. A deformabilidade da vesícula foi expressa em termos de índice de deformação (DI), de acordo com a equação:

41

$$DI = F \left(\frac{d_b}{P}\right) \left(\frac{d_b}{|d_b - d_a|}\right)$$

Onde, F define a fracção de suspensão recuperada após a extrusão (variando de 0 a 1, com 1 representando 100% da dispersão carregada na seringa); p refere-se ao tamanho do poro da membrana da extrusora; d_b e d_a são diâmetros médios da vesícula antes e depois da extrusão. DI de dispersões optimizadas de Polioliosomas foram comparadas com as de LVs.

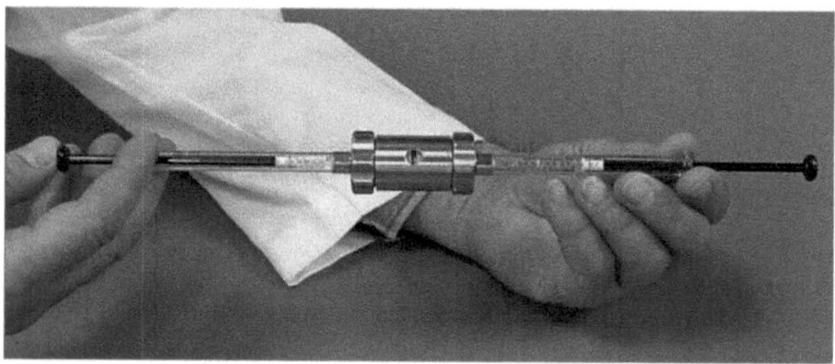

Fig. 5.5 Extrusora (Liposofast, Avestin,Alemanha)

5.1.4 Calorimetria Exploratória Diferencial (DSC)

Os estudos foram realizados utilizando um calorímetro de varrimento diferencial DSC-7 (Perkin- Elmer Instruments, EUA). Antes das medições das amostras, o instrumento de DSC foi aquecido durante aproximadamente 1 h. Os componentes vesiculares foram digitalizados em panelas de alumínio seladas sob atmosfera de azoto. Os termogramas de DSC foram digitalizados a uma taxa constante de 2°C/ min e a uma gama de temperaturas de 30-70°C. A temperatura de transição de fase (Tm) foi tomada como a temperatura correspondente ao ponto em que o maior fluxo de calor era necessário para atingir o aumento de temperatura especificado [160].

5.1.5 Estudos de penetração e permeação da pele

Preparação e estabilização da pele de ratos albinos suíços

Ratos albinos suíços (30-35gm, de ambos os sexos) obtidos nas instalações centrais para animais da Universidade Hamdard foram sacrificados e a pele abdominal dos ratos foi excisada. Os pêlos na pele foram removidos com creme depilatório e a derme foi limpa com água destilada, envolta em folha de alumínio e a pele foi armazenada num congelador profundo a -20 °C até à sua posterior utilização.

As experiências foram realizadas de forma não oclusiva através de células verticais de difusão Franz com uma área de difusão efectiva de 0,785 cm^2 , utilizando pele de ratos. Os ratos (30-35g) foram sacrificados, raspados e a pele foi armazenada a 80 °C, pré-equilibrada em solução PBS 25°C, 2 hrs antes da experiência.

As amostras de pele (n = 2 por formulação) foram embaladas firmemente entre os compartimentos doador e receptor da célula difusora de Franz. O lado do stratum corneum (SC) foi colocado de frente para o compartimento doador. O compartimento receptor foi preenchido com 5,5 ml de água e foi continuamente agitado com uma pequena barra magnética. Foi mantido a uma temperatura de 37 ± 1 ° C durante toda a experiência. [160]. Suspensões vesiculares; os FV carregados de corantes LV e Rhodamine foram colocados na superfície da pele, a solução receptora foi retirada após diferentes intervalos de tempo, substituída por solução fresca e analisada por U.V. para o teor de corante.

Após 8 hrs, a superfície da pele dos ratos foi lavada com água destilada e o SC foi removido com fita adesiva Tesa®AG (Hamburgo, Alemanha) por cerca de

20 vezes. Cada vez que o pedaço da fita adesiva era firmemente pressionado na superfície da pele e rapidamente arrancado com um único golpe fluente. As camadas da epiderme e derme foram removidas juntamente com um bisturi cirúrgico esterilizado. As fitas adesivas foram colocadas cada uma em metanol, filtradas e depois ensaiadas por UV para o teor de corante. A epiderme e a porção da derme foram homogeneizadas em metanol e o homogeneizado foi analisado por U.V. A preparação da curva padrão do corante Rhodamine foi feita pelo método espectrofotométrico U.V.

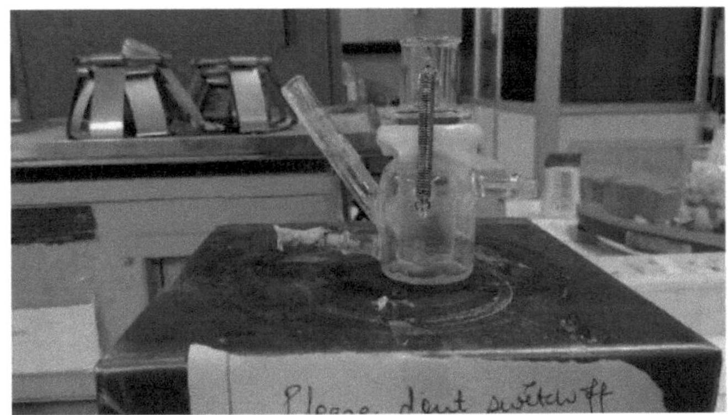

Fig 5.6 Célula de difusão de Franz carregada com PV contendo rodamina B

5.1.6 Estudos de Interacção Vesiculosa-Pele

5.1.6.1 CLSM (Confocal Laser Scanning Microscopy)

A fim de determinar a extensão e o mecanismo de penetração CLSM foi realizado. O CLSM foi utilizado para digitalizar o sinal de fluorescência das formulações carregadas com Rhodamine-B em diferentes profundidades de pele. Os ratos foram sacrificados e a pele abdominal foi removida. As formulações carregadas com corante Rhodamine B foram aplicadas homogeneamente e de forma não oclusiva na pele abdominal excisada durante 24 horas. A pele foi lavada com água destilada e álcool e depois colocada na lâmina com stratum corneum virada para cima e observada sob microscópio confocal com um raio laser de árgon com excitação a 540 nm e emissão a 625 nm. A amostra de pele foi cortada em secções de 5-10 μm de espessura através do eixo z pelo CLSM. A comparação foi feita com a formulação carregada de Rhodamine B e a solução simples de corante Rhodamine B.

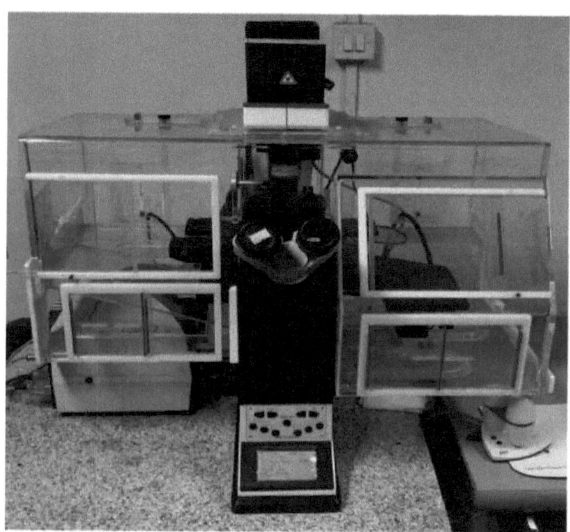

Fig 5.7 Instrumento de microscopia laser de varrimento confocal (CLSM)

5.1.6.2 Estudos DSC

4 cm^2 secções de pele de ratos sem pêlo foram colocadas em folhas de papel embebidas em PBS. As nossas preparações lipossómicas modificadas (PVs) foram aplicadas no lado do stratum corneum. 6 h após este tratamento, as formulações foram completamente removidas

da superfície da pele. Depois, aproximadamente 10-20 mg de secções de pele com espessura total foram cortadas das secções tratadas de 4 cm^2 e colocadas em panelas de alumínio padrão. O DSC foi realizado utilizando um calorímetro de varrimento diferencial DSC-7 (Perkin-Elmer Instruments, EUA). Antes das medições das amostras, o instrumento de DSC foi aquecido durante aproximadamente 1 h. Os termogramas de DSC foram digitalizados a uma taxa constante de 2°C/ min e a uma gama de temperaturas de 30-70°C. A temperatura de transição de fase (Tm) foi tomada como a temperatura correspondente ao ponto em que o maior fluxo de calor era necessário para atingir o aumento de temperatura especificado. Como controlo, foi realizada uma DSC de amostra de pele não tratada. As alterações na temperatura de transição lipídica da pele na presença de vesículas modificadas foram notadas [163].

5.1.7 Estudos in-vivo

Os ratos eram alojados numa sala com temperatura controlada (18-24°C) e tinham acesso a alimentos e água. Todos os cuidados e manuseamento dos ratos estavam de acordo com o Objectivo de Controlo e Supervisão de Experiências em Animais (CPCSEA), Nova Deli após aprovação do Comité de Ética Animal Institucional (IAEC), 173/GO/RE/S/2000/CPCSEA, Jamia Hamdard (Universidade Hamdard), Nova Deli-62. Os ratos foram raspados e a área de pele exposta foi limpa. Foram divididos em grupos de 3 cada. Grupo I - LVs, Grupo II - PV com glicerol pré-adicionado carregado com corante Rhodamine B em fase orgânica e Grupo III - PV com glicerol pós-adicionado carregado com Rhodamine B em fase aquosa e Grupo IV tratado com formalina.

5.1.7.1 Método de Descolagem de Fitas

As formulações foram aplicadas nos Grupos I, II e Grupo III. Após 8 hrs, a superfície da pele dos ratos foi lavada com água destilada e o SC foi removido com fita adesiva Tesa®AG (Hamburgo, Alemanha) 20 vezes. Cada vez que o pedaço da fita adesiva era firmemente pressionado sobre a superfície da pele e rapidamente arrancado com um golpe fluente. A epiderme e a camada da derme foram removidas juntamente com o bisturi cirúrgico estéril. As fitas adesivas foram colocadas cada uma em metanol, filtradas e depois ensaiadas por UV para o teor de corante. A epiderme e a porção da derme foram homogeneizadas em metanol e o homogeneizado foi analisado por U.V. Para análise do corante no sangue, a quantidade de formulação deixada após determinado intervalo de tempo na superfície foi lavada com metanol e a quantidade de corante foi calculada por U.V. Subtraindo a quantidade de corante presente em S.C, epiderme e derme da quantidade total aplicada, deu a concentração de corante no sangue [160].

5.1.7.2 Estudos de Irritação da Pele

De acordo com as directrizes da OCDE para irritação da pele, os ratos foram divididos em 3 grupos (n=2). Os grupos II e III foram tratados com 0,5 mL de formulações de PV e o grupo IV recebeu 0,8% v/v de solução aquosa de formalina como um irritante padrão (Controlo positivo). O pêlo da região abdominal dos ratos foi raspado aproximadamente 24 horas antes da aplicação da formulação do teste. Foi tomado o cuidado de evitar a abrasão da pele. A formulação foi aplicada numa dose única a uma pequena área de pele (aproximadamente $6cm^2$). O período de exposição foi de 4 hrs. A substância de ensaio residual foi então removida. O método consiste em dois testes: o teste inicial e o teste de confirmação (utilizado apenas se não for observado um efeito corrosivo no teste inicial). Todos os animais foram examinados para sinais de eritema e edema durante 14 dias. Os índices de irritação dérmica foram avaliados em conjunto com a natureza e gravidade das lesões, e a sua reversibilidade ou falta de reversibilidade. Quando as respostas persistem até ao final do período de observação de 14 dias, a substância em estudo foi considerada irritante.

Tabela 5.1 Pontuações de irritação da pele

Pontuação	Eritema	Pontuação	Formação de edemas
0	Sem eritema	0	Sem edema
1	eritema muito ligeiro (dificilmente perceptível)	1	Edema muito ligeiro (pouco perceptível)
2	eritema bem definido	2	ligeiro edema
3	eritema moderado	3	Edema moderado (levantado aproximadamente 1 mm)
4	Grave eritema (vermelhidão da beterraba) a ligeira formação de cicatrizes	4	Edema grave (levantado mais de 1 mm e que se estende para além da área de exposição)

CAPÍTULO SEIS:

6.RESULTADOS E DISCUSSÃO

6.1 Método analítico (espectrometria UV) para determinação da Rodamina B

O espectro de absorção UV da solução de reserva foi digitalizado para absorção na gama de 200- 800 nm. O espectro de absorção UV da rodamina B em água mostrou máximos de absorção a 554 nm. Para análise analítica através do espectrofotómetro UV, foi preparado um gráfico de calibração na gama de concentrações (2-10 Lig/ml) em água, como se mostra no Quadro 6.1. O bom coeficiente de correlação de 0,99 indica linearidade do método de análise proposto (Fig 6.1).

Quadro 6.1 Esquema de calibração da Rodamina B na água

S. Não	Concentração (Lig/ml)	Absorção
1	2	0.229
2	4	0.425
3	6	0.616
4	8	0.854
5	10	1.074

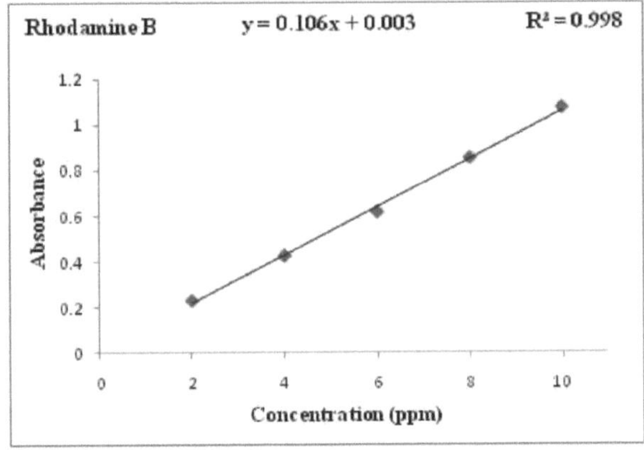

Fig 6.1 Esquema de calibração da Rodamina B na água

6.2 Preparação e optimização de vesículas

6.2.1 Optimização de Vesículas Lipossómicas (LVs)

Embora vários métodos de preparação sejam relatados na literatura para a preparação de lipossomas convencionais, no presente estudo a Técnica de Hidratação por Filme foi seleccionada porque é a técnica mais comum e escalável, resultando em lipossomas uniformes. Estudos preliminares sugerem que a quantidade de colesterol, energia de sonicação e temperatura desempenham um papel vital na formação do LV e no encapsulamento dos fármacos, pelo que estes parâmetros foram avaliados criticamente para optimização dos LV.

6.2.1.1 *Influência do colesterol*

O colesterol é um componente vital do lipossoma e é importante tanto para a estabilidade do lipossoma como para o encapsulamento de medicamentos. Dos resultados de estudos anteriores [159] ficou evidente que as moléculas de colesterol preenchem o espaço livre que se formou devido à dobra na cadeia do lípido insaturado e isto irá diminuir a flexibilidade das cadeias lipídicas circundantes. Esta interacção também aumenta a rigidez mecânica das camadas de fluido e diminui a sua difusão lateral.

O efeito dos lípidos: rácio de colesterol no tamanho, distribuição do tamanho e EE das vesículas é mostrado no Quadro 6.2. As vesículas partidas com encapsulamento negligenciável de corante foram obtidas quando o colesterol não foi incluído na fórmula (Fig. 6.2a).

Quadro 6.2 Influência do colesterol no tamanho da vesícula, PDI e EE dos VL

S. Não	Lípidos (mg)	Colesterol (mg)	Tamanho da vesícula (nm)	PDI	EE (%)
1	100	0	N.D.	N.D.	N.D
2	90	10	877.6	0.38	24.8
3	**80**	**20**	**181.3**	**0.16**	**33.1**
4	70	30	176.7	0.66	36.7

Os resultados aqui representados são os obtidos após a sonicação em condições óptimas

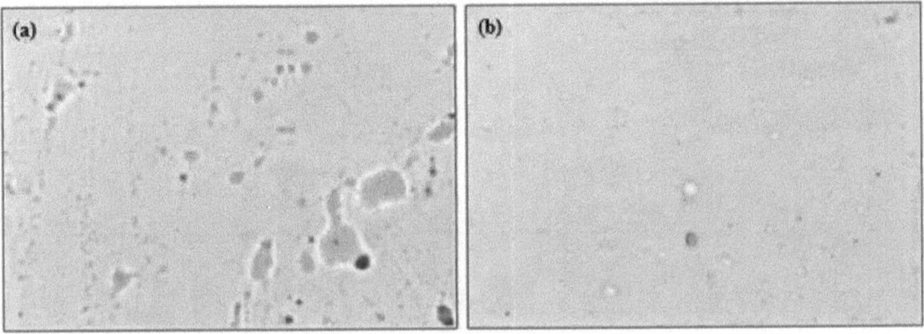

Fig. 6.2 Imagens microscópicas de LVs (a) sem colesterol e (b) com colesterol óptimo

O resultado mostrou que as vesículas formadas sem colesterol eram instáveis e sem rigidez resultando em estrutura quebrada e encapsulamento negligenciável. Os resultados obtidos estavam de acordo com os reportados anteriormente. Com o aumento da concentração de colesterol foi obtida uma redução significativa do tamanho das vesículas e um aumento significativo do EE e os VLV obtidos a lipídio: relação colesterol 80:20 resulta em vesículas esféricas (Fig. 6.2b) com tamanho mínimo (181,3 nm), EE máximo (33,1%) e melhor uniformidade (PDI, 0,27). Aumento adicional na taxa de lipídio: colesterol para 70:30 resulta em partículas mais pequenas, contudo, as partículas tendem a tornar-se não-uniformes como demonstrado por valores de PDI mais elevados (Tabela 6.2).

Assim, a formulação do LV preparada usando lipídio: rácio de colesterol de 80:20 foi considerada como optimizada.

6.2.1.2 *Influência da temperatura de hidratação*

A temperatura de transição de fase é definida como a temperatura necessária para induzir uma mudança no estado físico lipídico a partir da fase gel ordenada, onde as cadeias de hidrocarbonetos são completamente estendidas e embaladas, até à fase cristalina líquida desordenada, onde as cadeias de hidrocarbonetos são orientadas aleatoriamente e fluidas. Há vários factores que afectam directamente a temperatura de transição de fase, incluindo o comprimento do hidrocarboneto, insaturação, carga, e espécies do grupo de cabeça. Observa-se que as interacções vander Waals tornam-se mais fortes com o aumento do comprimento da cadeia de hidrocarboneto. Isto é assim porque seria então necessária mais quantidade de energia para perturbar a embalagem bem organizada, aumentando assim a temperatura de transição de fase. A mobilidade dos lípidos muda com a temperatura [159].

Tabela 6.3 Influência da temperatura de hidratação no tamanho da vesícula, PDI e EE dos VL

S. Não	Hidratação Temperatura (°C)	Tamanho da vesícula (nm)	PDI	EE (%)
1	15	-	-	-
2	R.T. (25)	-	-	-
3	45	910.0	0.38	39.0%
4	60	1563.0	-	41.9%

Os resultados aqui representados são os obtidos antes da sonicação

Em ambas as fases, as moléculas lipídicas são limitadas ao plano bidimensional da membrana, mas na fase líquida as moléculas lipídicas podem difundir-se muito mais livremente dentro do plano. A tabela 6.3 mostra que os lipossomas não foram formados quando a hidratação é feita à temperatura (15°C e 25°C) abaixo da temperatura de transição de fase (44°C), no entanto, foram formadas vesículas esféricas quando a hidratação é feita a 45°C. A uma temperatura de hidratação mais elevada de 60°C, embora se tenham formado estruturas, mas as vesículas foram desordenadas com vesículas de tamanho significativamente mais elevado. Isto poderia ser devido à fluidificação dos lípidos a alta temperatura. As estruturas vesiculares obtidas à temperatura de hidratação de 25°C e 60°C são mostradas na Figura 6.3a e 6.3b, respectivamente, enquanto que as vesículas formadas a 45°C são mostradas na Figura 6.2b.

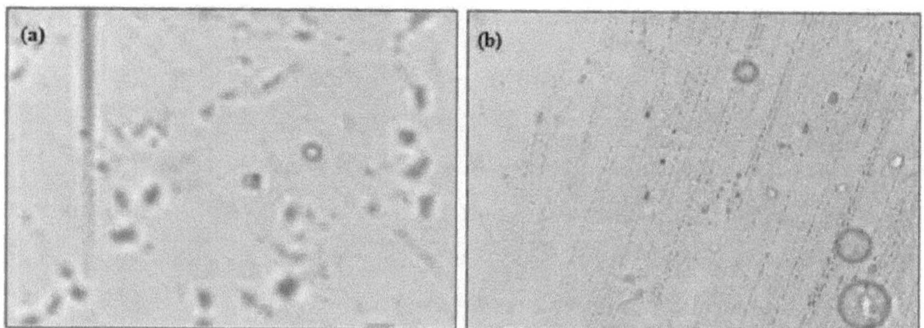

Fig. 6.3 Imagens microscópicas de LVs formadas à temperatura de hidratação (a) 25°C e (b) 60°C

Assim, o LV hidratado com solução aquosa a 45°C foi considerado como optimizado.

6.2.1.3 *Influência do tempo de sonicação*

Os lipossomas formados pela técnica de hidratação por película eram de tamanho micron e a ultra-sonicação por sonda sónica foi utilizada para reduzir o tamanho das vesículas. A sonicação utiliza energia acústica para induzir ondas de pressão que quebram vesículas grandes, multilamelares e agregadas em vesículas pequenas e uniformes. O tempo de administração e a intensidade das ondas de pressão determinam largamente o tamanho das vesículas processadas [159].

Quadro 6.4 Influência da sonicação no tamanho da vesícula, PDI e EE dos VL

S. Não	Tempo de sonicação (min)	Tamanho da vesícula (nm)	PDI	EE (%)
1	0 min	910.0	0.38	39.0%
2	1 min	375.6	0.29	34.9%
3	**3 mins**	**181.3**	**0.16**	**33.1%**
4	5 mins	169.7	0.35	13.8%

Os resultados aqui representados são os obtidos após a sonicação em condições óptimas

Os resultados mostraram que com o aumento da amplitude e do tempo de sonicação foi obtida uma redução no tamanho da vesícula. Foram obtidas vesículas de pequeno tamanho quando a amplitude da sonda sónica foi fixada em 80% e o tempo de sonicação foi mantido em 3 minutos.

No entanto, com um aumento adicional do tempo de sonicação para 5 minutos, observou-se uma redução adicional no tamanho da vesícula, mas ao mesmo tempo o EE diminui significativamente provavelmente devido à quebra da vesícula devido ao cisalhamento elevado. Isto foi ainda confirmado por elevados valores de PDI obtidos aos 5 minutos de tempo de sonicação.

Assim, a formulação de LV filtrada a 80% e durante 3 min foi considerada como optimizada.

Os parâmetros finais do processo optimizado e da formulação são apresentados abaixo na

Caixa e o gráfico do tamanho das partículas e a imagem TEM dos LVs optimizados são também mostrados na Fig. 6.4.

Parâmetro	Condição optimizada
Lípidos: rácio de colesterol	80:20
Temperatura de hidratação	45°C
Amplitude de sonicação	80%
Tempo de sonicação	3 mins
RPM	100
Volume da fase orgânica	5 Ml
Volume do meio de hidratação	5 Ml

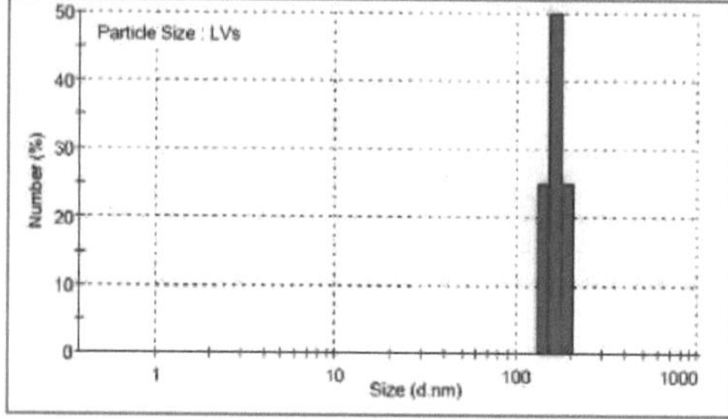

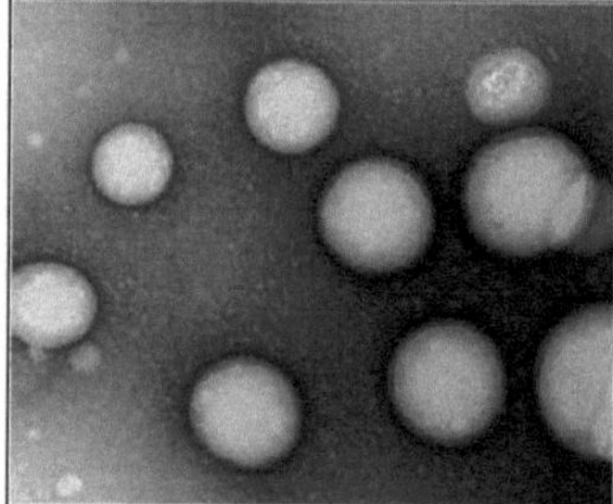

Fig. 6.4 Gráfico do tamanho das partículas e imagem TEM dos LVs optimizados

Esta formulação optimizada do LV foi ainda mais utilizada para modificação e comparação com vesículas modificadas.

6.2.2 Preparação e optimização de FV

Como descrito na secção experimental, os LVs são modificados por glicerol que é adicionado na fase orgânica antes da formação da película ou é adicionado à fase aquosa utilizada para a hidratação após a formação da película. Por conseguinte, o glicerol é designado ou como pré-adicionado ou pós-adicionado. As vesículas foram formadas em quantidade ou concentração variável de glicerol e a influência da adição de glicerol (pré ou pós) no tamanho da vesícula, EE e índice de deformabilidade (DI) foi estudada em detalhe e é também comparada com os LVs para optimizar a formulação para a administração tópica de fármacos.

6.2.2.1 *Optimização da PV formada com glicerol pré-adicionado (GPV)*

Os estudos foram feitos utilizando parâmetros de formulação optimizados do LV e a quantidade de glicerol adicionado à fase orgânica foi variada (mantendo constante a quantidade total) para determinar a influência do glicerol nas propriedades das vesículas formadas. O tamanho médio das vesículas, EE e DI obtidas pela quantidade variável de glicerol pré-adicionado são mostrados no Quadro 6.5. Pré-adição de glicerol, resulta em vesículas com tamanho (111,2 a 137,3 nm) significativamente menor do que VLV (181,3 nm) e EE (46,0 a 89,3%) significativamente maior do que VLV (33,1%). Este comportamento pode ser devido à interpenetração de glicerol pré-adicionado em biletes lipídicos e a um consequente aumento do empacotamento das membranas vesiculares e a uma consequente redução do tamanho e melhoria do EE. Rácio de lípidos: glicerol: o colesterol desempenha um papel vital na modulação do tamanho e EE das vesículas. Foi obtido um tamanho de vesícula pequeno e uma carga máxima de corante quando se utilizou lipídio: glicerol: colesterol na proporção de 70:20:10 ou 70:10:20. O aumento ou diminuição de qualquer um dos componentes resulta no aumento ou diminuição do tamanho da vesícula ou na diminuição do EE. Isto poderia ser explicado pelo papel dos lípidos, glicerol e colesterol na preparação das vesículas.

Com quantidades mais elevadas (30 mg) de glicerol, não foram formadas vesículas. Durante a experiência foi observado que a película lipídica não seca utilizando evaporador rotativo em condições optimizadas quando se utilizou 30 mg de glicerol devido à maior viscosidade e à baixa tendência de evaporação do glicerol. Curiosamente, quando foram utilizados 20 mg de glicerol, formaram-se vesículas mesmo na ausência de colesterol, salientando a importância do glicerol na formação de vesículas. Estas vesículas de glicerol apresentam um EE semelhante e um tamanho de vesícula menor em comparação com os VL, mas o EE e o tamanho eram significativamente diferentes em comparação com as vesículas formadas com combinação de colesterol e glicerol (Tabela 6.5).

Quadro 6.5 Influência do glicerol pré-adicionado no tamanho da vesícula, EE e DI dos GPV

S. Não	Lípidos (mg)	Glicerol (mg)	Colesterol (mg)	Vesícula Tamanho	EE (%)	Índice DI

				(nm)		
1	90		0	ND	-	-
2	80	10	10	118.8	72.9%	15.5
3	70		20	111.7	85.8%	13.1
4	80		0	148.6	21.0%	25.6
5	**70**	**20**	**10**	**114.2**	**89.3%**	**27.5**
6	60		20	137.3	68.9%	15.3
7	70		0	ND	-	-
8	60	30	10	ND	-	-
9	50		20	ND	-	-

O índice de deformabilidade (DI) é uma propriedade importante das vesículas concebidas para entrega tópica. As vesículas deformáveis apresentam maior elasticidade do que os lipossomas convencionais, permitindo a sua penetração nos poros com 1/5 do seu tamanho. De facto, a adaptabilidade extremamente elevada e dependente do stress permite que as vesículas deformáveis possam espremer-se entre as células do estrato córneo, sem ruptura irreversível, apesar do seu diâmetro superior ao dos poros da pele. A melhoria da entrega de vários fármacos na pele por este tipo de vesículas é relatada por vários estudos presentes na literatura. Assim, DI de GPV foi considerado como critério para seleccionar a formulação optimizada, uma vez que as vesículas formadas por lipídio: glicerol: relação colesterol 70:20:10 e 70:10:20, apresentavam vesículas de tamanho e EE semelhantes. Os resultados (Tabela 6.5) mostraram que o GPV formado por uma maior quantidade de glicerol (20 mg), ou seja, 70:20:10 mostrou um valor DI mais elevado em comparação com o formado por 10 mg de glicerol.

Assim, a formulação preparada usando lipídio: glicerol: relação colesterol de 70:20:10 foi considerada como optimizada.

O processo final optimizado e os parâmetros de formulação são tabulados abaixo na Caixa e o gráfico do tamanho das partículas e a imagem TEM dos GPV optimizados são também mostrados na Fig. 6.5.

Parâmetro	Condição optimizada	Tamanho da vesícula	EE	DI
Lipid: glicerol: rácio de colesterol	70:20:10	114,2 nm	89.3 %	27.5

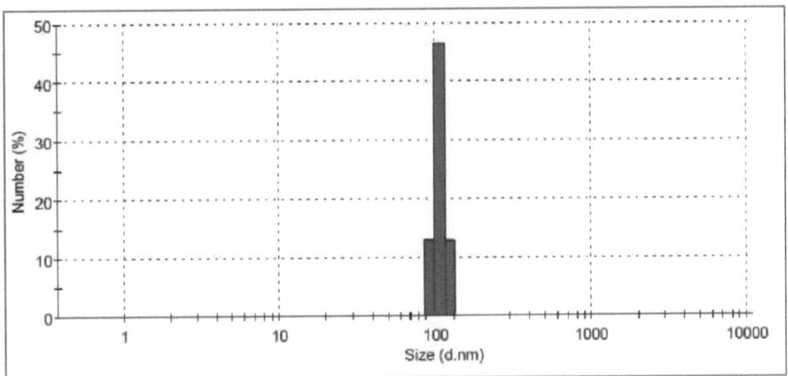

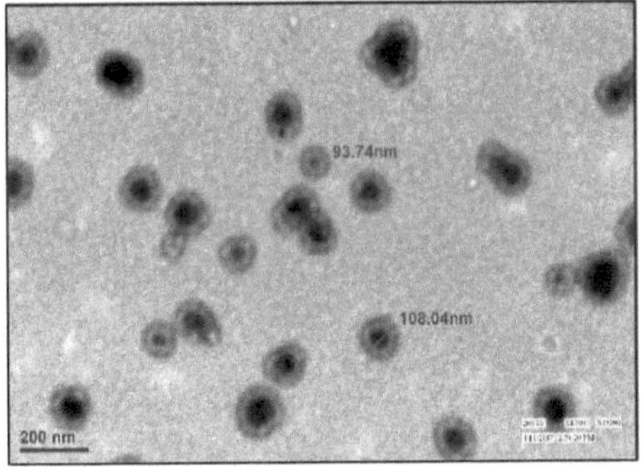

Fig. 6.5 Gráfico do tamanho das partículas e imagem TEM dos GPV optimizados

6.2.2.2 Optimização das PV formadas com glicerol pós-adicionado (PVG)

Os estudos foram feitos utilizando parâmetros de formulação optimizados do LV e a quantidade de glicerol adicionada à fase aquosa (meio hidratante) foi variada para determinar a influência do glicerol nas propriedades das vesículas formadas. O tamanho médio das vesículas, EE e DI obtidas por quantidade variável de glicerol pós-adicionado são mostrados no Quadro 6.6.

Tabela 6.6 Influência do glicerol pós-adicionado no tamanho da vesícula, EE e DI de PVG

S. Não	Lípidos (mg)	Colesterol (mg)	Glicerol (%)	Vesícula Tamanho (nm)	EE (%)	Índice DI
1	80	20	10	190.5	71.9%	11.3
2	80	20	25	170.2	81.2%	20.5
3	80	20	50	340.3	69.8%	ND
4	80	20	100	ND	ND	ND

A solução aquosa de glicerol teve um efeito menos significativo no tamanho da vesícula e os GVP obtidos por hidratação com solução aquosa de glicerol a 10% têm tamanho médio (190,5 nm) semelhante ao obtido sem glicerol (formulação LV, 181,3 nm). O aumento da concentração de glicerol para 25% resultou na diminuição do tamanho da vesícula (170,2 nm). Isto poderia ser possivelmente devido à interpenetração do glicerol em camadas lipídicas resultando em flexibilidade estrutural e diminuição do tamanho das vesículas. Um aumento adicional da concentração de glicerol para 50% resultou num aumento significativo do tamanho da vesícula (340,3 nm). Durante o desenvolvimento da formulação observou-se que o glicerol pós-adicionado a 50% de concentração resulta em dispersões viscosas e espessas. Esta observação foi semelhante a um relatório anterior onde se obtiveram dispersões sólidas viscosas e suaves quando se formaram vesículas usando uma alta concentração de transcutol em meio aquoso [163]. Os resultados acima referidos implicam que o glicerol pós-adicionado pode ocupar um núcleo aquoso e resultar em inchaço das vesículas e formação de dispersões viscosas devido à sua viscosidade relativamente elevada em relação à água. O aumento do tamanho das vesículas poderia ser devido a múltiplos efeitos, incluindo a baixa energia de sonicação experimentada pelas vesículas devido ao seu estado físico viscoso - espesso, inchaço da membrana lipídica por glicerol pós-adicionado e a evolução do sistema para estados complexos com progressiva falta de homogeneidade. Notavelmente, os PVGs exibiram um EE melhorado em comparação com os LVs devido à presença de glicerol no núcleo e à solubilidade melhorada do corante no glicerol.

Assim, a formulação preparada utilizando 25% de solução aquosa de glicerol foi considerada como optimizada. Os parâmetros finais do processo optimizado e da formulação são apresentados abaixo na Caixa e o gráfico do tamanho das partículas e a imagem TEM dos GVP optimizados são também mostrados na Fig. 6.6.

Parâmetro	Condição optimizada	Tamanho da vesícula	EE	DI
Concentração de glicerol em fase aquosa	25%	170,2 nm	81.2 %	20.5

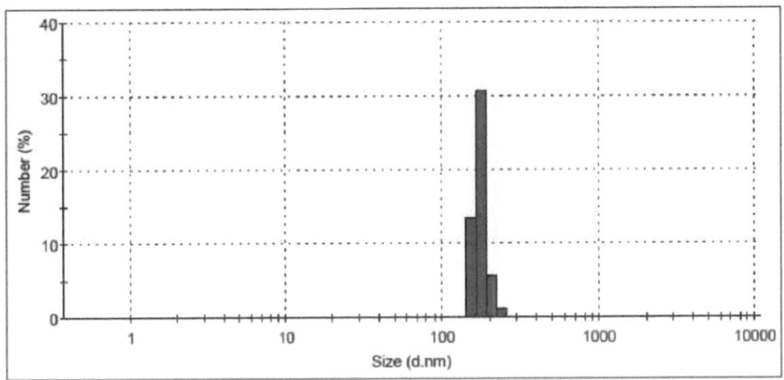

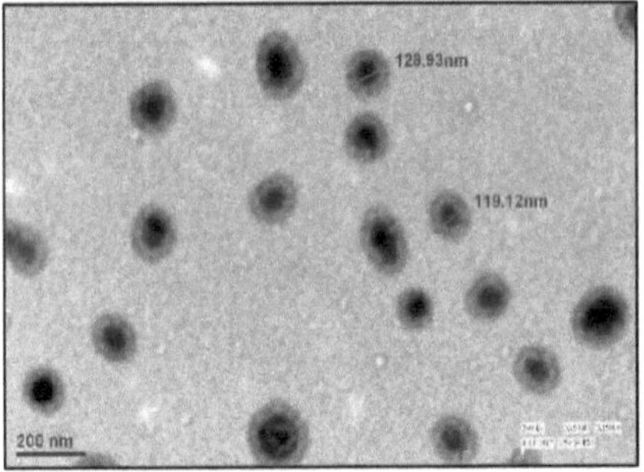

Fig. 6.6 Gráfico do tamanho das partículas e imagem TEM dos GPV optimizados

6.3 Comparação do LV, GPV e PVG optimizados.

Parâmetro	Formulação optimizada		
	LV	GPV	PVG
Tamanho da vesícula (nm)	181,3 nm	114,2 nm	170,2 nm
EE de Rodamina (%)	33.1%	89.3%	81.2%
Índice de Deformabilidade	4.1	27.5	20.5

PDI	0.16	0.08	0.19
Temperatura	45°C	25°C	25°C

Tamanho da vesícula: Anteriormente, as vesículas formadas pela utilização de etanol e tensioactivos não-iónicos como activadores de borda tinham demonstrado um tamanho de vesícula reduzido [161,162]. Neste estudo, o glicerol é também utilizado como activador de borda. A interpenetração do glicerol em camadas lipídicas devido à presença de grupos OH e a sua capacidade de interagir com a cadeia de ácidos gordos devido à presença de 3 cadeias de carbono poderia resultar num aumento do enchimento das membranas vesiculares e numa consequente redução do tamanho, tal como observado. O diâmetro médio dos GPVs optimizados (114,2 nm, PDI 0,08) e PVGs (170,2 nm, PDI 0,19) era significativamente menor do que os dos LVs (181,3 nm, PDI 0,16).

Eficiência do encapsulamento de tinturas: O mau encapsulamento de fármacos é um dos maiores problemas associados aos portadores vesiculares lipídicos. As camadas de lípidos proporcionam um espaço limitado para o encapsulamento de drogas hidrofóbicas, enquanto que o carregamento de drogas hidrofílicas para o núcleo interno dos portadores vesiculares é problemático [161]. O uso de glicerol não só proporciona flexibilidade estrutural aos portadores vesiculares, mas também o glicerol actua como bom solvente para um grande número de fármacos. A interpenetração do glicerol em bílis, bem como do núcleo aquoso, aumentaria a eficiência do encapsulamento dos fármacos. Resultados semelhantes foram obtidos utilizando a rodamina B como droga modelo. Os LVs mostraram uma má eficiência de encapsulação, enquanto que um aumento significativo na eficiência de encapsulação foi observado quando se adicionou glicerol às formulações, tanto antes como depois.

Índice de Deformabilidade: Como facto conhecido, as vesículas deformáveis são capazes de espremer através de junções de células da pele (muito mais pequenas do que o seu próprio tamanho) e permitem um transporte transdérmico mais elevado de um fármaco incorporado [165]. Avaliamos a capacidade do glicerol para produzir vesículas deformáveis. Foi constatado que o DI de GPV optimizado era de 27,5, significativamente superior ao PVG (20,5) e LVs (4,1). A ID mais elevada obtida para GPV e PVGs deveu-se à presença de glicerol, que causa flexibilidade aos bílis lipídicos. Além disso, os GPVs têm ID mais elevados em comparação com os PVGs devido à localização do glicerol, devido à diferença na metodologia de preparação.

Temperatura: Curiosamente, verificou-se que as PV foram formadas a temperaturas significativamente mais baixas, isto é, 25°C (temperatura ambiente) em comparação com 45°C para os VLV. É um facto bem conhecido que os lipossomas são formados a uma temperatura ligeiramente mais alta do que a temperatura de transição dos lípidos. Possivelmente, a incorporação de glicerol induziu fluidez e hidratação que causou a redução da temperatura de transição de 45°C para 25°C.

Considerando os relatórios anteriores [165] e a estrutura do glicerol, poderia presumir-se que o glicerol poderia ser colocado em múltiplos locais nas vesículas: (a) na interface através da interacção com o grupo principal de lípidos através dos seus grupos hidroxilos polares (OH), (b) em camadas (interpenetração) através da interacção com a cadeia de hidrocarbonetos dos lípidos através do seu grupo não polar ($-CH_2-CH_2-CH_2-$), (c) no núcleo aquoso como componente do meio hidratante

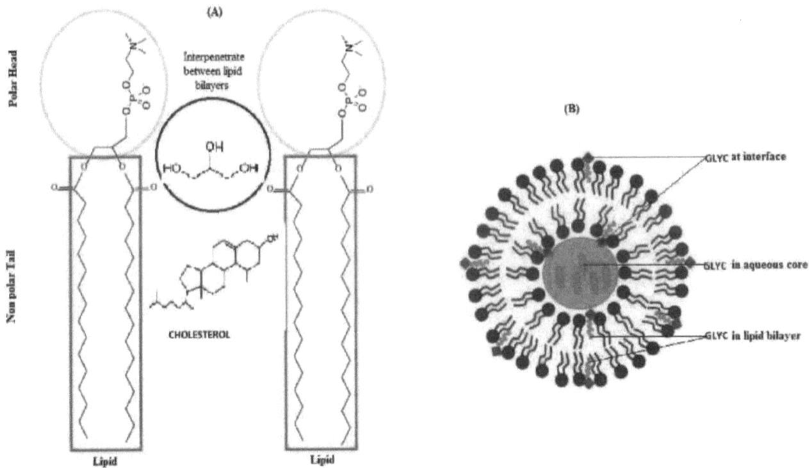

Fig. 6.7 Representação hipotética de (a) interacção de glicerol com fosfolípidos e (b) localização de glicerol nas vesículas

Com base no estado físico de dispersão e metodologia de preparação, poderia presumir-se que o glicerol pré-adicionado poderia ser localizado na interface e em bilayers, enquanto que o glicerol pós-adicionado forma o componente do núcleo aquoso (Fig. 6.7). Na interface, o glicerol forma uma camada protectora e resulta em vesículas com estabilidade melhorada e fármacos com fugas reduzidas, como observado para GPVs optimizados. O glicerol interpenetrado pode ser responsável pela diminuição da rigidez das cadeias de hidrocarbonetos lipídicos, resultando em vesículas de pequeno tamanho e elásticas. Além disso, o glicerol presente como componente do núcleo da vesícula pode talvez ser responsável pela melhoria do encapsulamento e pela diminuição das fugas de fármacos. No entanto, estes pressupostos requerem uma investigação mais aprofundada para determinar a localização exacta do glicerol nas vesículas.

6.4 Estudos DSC

Uma das propriedades mais importantes de um bico lipídico é a mobilidade relativa (fluidez) das moléculas lipídicas individuais e a forma como esta mobilidade muda com a temperatura. Esta resposta é conhecida como o comportamento de fase do bico. Geralmente, a uma temperatura específica, um bico lipídico pode ocorrer tanto numa fase líquida como numa fase sólida, conhecida como fase "gel". A uma temperatura característica conhecida como temperatura de transição de fase, todos os lípidos sofrem uma transição (derretimento) do gel para a fase líquida onde as moléculas se difundem livremente dentro deste plano. A DSC tem sido amplamente utilizada para examinar o comportamento térmico dos bílis lipídicos e qualquer interacção entre os bílis e a substância exógena é evidente pelas alterações em Tm de lípidos. O aumento em Tm de lípidos devido à adição de substância exógena indica rigidez do bico enquanto que a redução em Tm de lípidos é indicativa de fluidez [160].

Como mostrado na Fig.6.8, o lípido puro mostra uma transição termotrópica a 41°C. A formulação LV composta de lípidos e colesterol mostra uma transição termotrópica a 45°C. O aumento em Tm de lípidos pode ser possivelmente devido à presença de colesterol na formulação. A presença de colesterol exerce uma influência profunda mas complicada nas propriedades dos bílis lipídicos devido às suas características físicas únicas. Embora seja um lipídio, o colesterol tem pouca semelhança com um fosfolípido constituído por domínio hidrofílico de um único grupo hidroxil, adjacente a este, uma estrutura plana rígida composta por vários anéis fundidos e localizada na extremidade oposta da estrutura do anel é uma pequena cauda de cadeia única. Sabe-se há muito tempo que a adição de colesterol a um anéis de fase fluida diminui a sua flexibilidade. Esta interacção também aumenta a rigidez mecânica dos anéis de bocal lipídico de membrana fluida.

Notavelmente, GPV e PVG mostraram um Tm a 38,0°C e 39,5°C, respectivamente. Muito provavelmente, a interpenetração do glicerol causa redução da rigidez, alterações no estado fluídico, embalagem e organização dos bílis lipídicos. A diferença em Tm de GPV e PVG pode possivelmente dever-se à localização diferente do glicerol em vesículas, devido aos diferentes métodos de preparação adoptados no presente estudo.

Contudo, a diminuição do Tm indica que as cadeias lipídicas se tornam mais flexíveis, resultando assim em vesículas com propriedades deformáveis. Os resultados do DSC apoiam o resultado de estudos DI em que se verificou que o GPV optimizado era mais elástico do que o PVG e ambos são quase 5-6 vezes mais elásticos do que o LV.

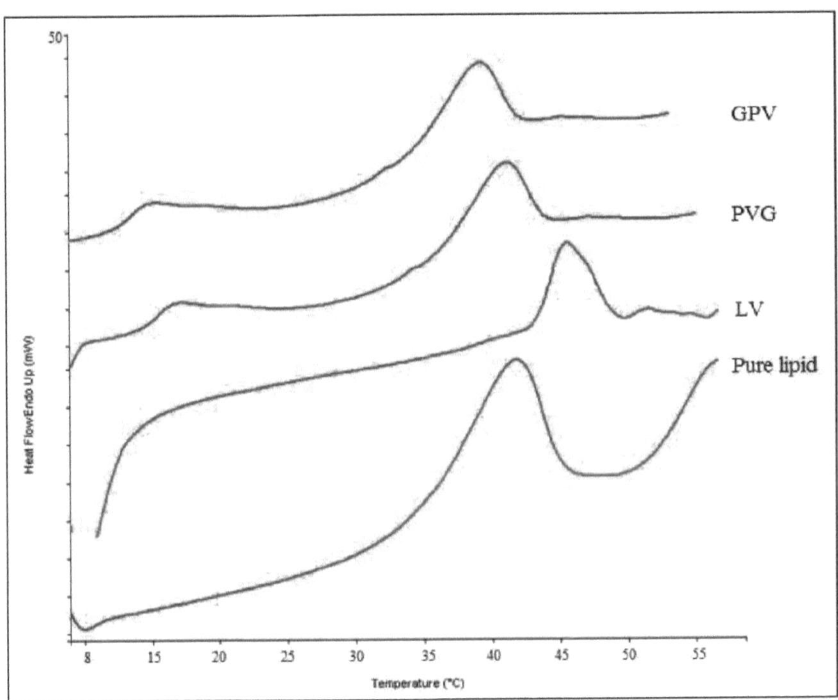

Fig. 6.8 Comparação de Tm de Lípidos Puros, LV,GPV e PVG

6.5 Estudos de Penetração e Permeação da Pele

Através deste estudo ficou evidente que o LV não tinha uma boa eficiência de permeação, pois a quantidade de corante acumulado em SC e derme era muito baixa. Devido ao seu grande tamanho e DI muito baixa, não penetraram na célula receptora do conjunto Franz Diffusion. Pelo contrário, GPV e PVG modificados com glicerol permeado à derme em maior quantidade possivelmente devido ao aumento do efeito de penetração do glicerol, como se mostra no Quadro 6.7. No entanto, na célula receptora, verificou-se que o GPV

61

estava em concentração muito mais elevada do que o PVG. Possivelmente devido ao seu pequeno tamanho e elevado valor de DI, o PVG foi capaz de penetrar através das camadas da pele e espremer através dos poros da pele para alcançar a célula receptora. Foram feitos estudos In-vivo para assegurar ainda mais os resultados dos estudos Ex-vivo

Quadro 6.7 Quantidade de corante (%) distribuído em diferentes camadas de pele em vários pontos de tempo.

Tempo (h)	Quantidade de corante (%)		
	LVs	GPV	PVG
Stratum Corneum			
1 h	0.09	0.89	1.73
4 h	0.20	2.10	3.10
8 h	0.37	3.51	4.25
Epiderme + Dermis			
1 h	0.11	1.21	3.69
4 h	0.43	3.67	12.16
8 h	0.71	5.95	17.11
Célula receptora			
1 h	ND	0.51	0.08
4 h	ND	3.13	0.10
8 h	ND	7.29	0.11

(A)

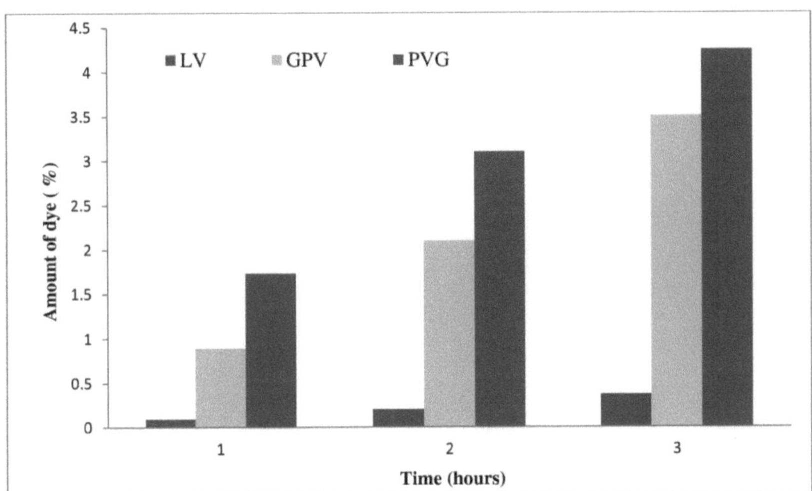

LV
GPV
PVG
Amount of dye (%)
Time (hours)

(B)

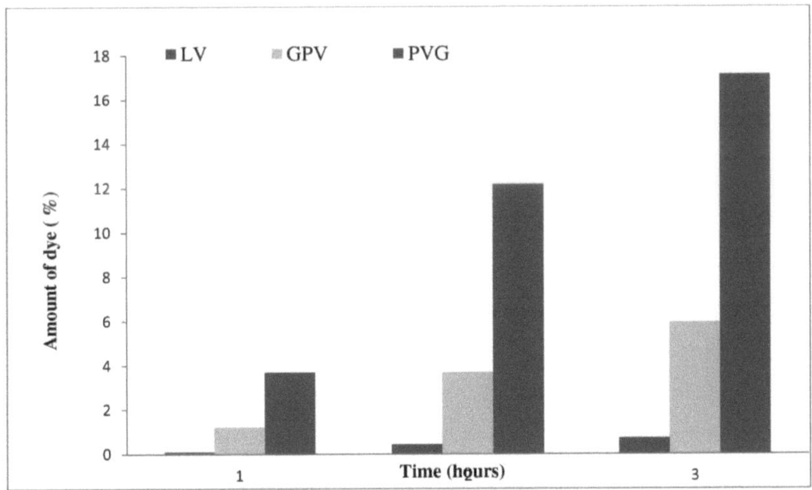

LV
GPV
PVG
Amount of dye (%)
Time (hours)

(C)

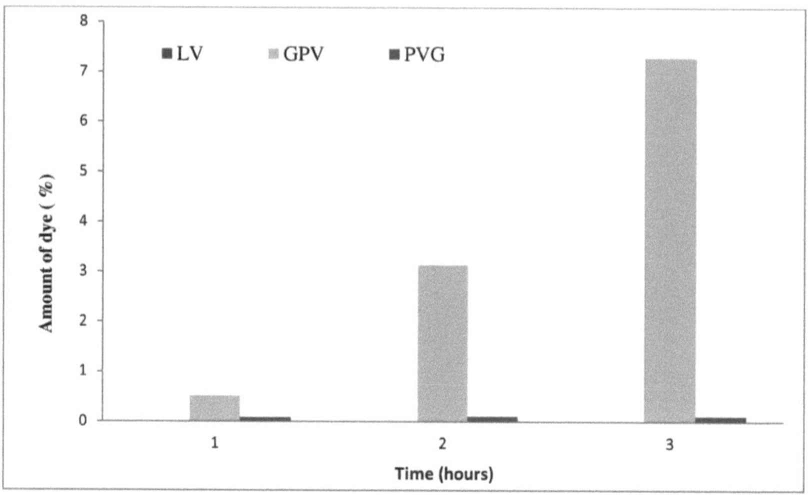

Fig. 6.9 Representação da acumulação de LV, GPV e PVG em Stratum Corneum (A), epiderme e derme (B), e Sangue (C).

6.6 Estudos de interacção com a pele

6.6.1 Estudos CLSM (Confocal Laser Scanning Microscopy)

Derivada da microscopia de fluorescência, a microscopia de varrimento a laser confocal (CLSM) é uma técnica não invasiva. Actualmente, a CLSM é uma técnica para obter imagens de alta resolução a diferentes níveis de profundidade. Para estudar a interacção da pele e nanopartículas e a sua permeabilidade na pele, o CLSM tem sido utilizado tanto in vivo como in vitro. Nesta técnica, são adicionados marcadores fluorescentes e, portanto, a sua profundidade de penetração e localização na camada cutânea pode ser examinada. Um dos marcadores mais frequentemente utilizados é a Rodamina. É um corante lipofílico e pode ser incorporado nos marcadores lipídicos, imitando drogas lipofílicas para avaliar o comportamento e os mecanismos de permeação dos sistemas de administração de drogas à base de lipídios.

Por outro lado, está por vezes relacionado com um corante hidrofílico que é susceptível de ser encapsulado no núcleo aquoso do sistema de fornecimento baseado em lípidos, e actua como um medicamento modelo para os candidatos a drogas hidrofílicas para prever o seu funcionamento e permeação.

No nosso estudo, foi observada uma distribuição diferente do corante, dependendo do transportador utilizado. No CC, a prevalência da fluorescência observada devido ao LV foi muito inferior ao GPV e PVG. Isto pode ser devido ao maior tamanho, menor capacidade de penetração e inelasticidade destas vesículas. Contudo, a fluorescência difundiu-se por toda a superfície quando a pele foi tratada com GPV e PVG, enquanto que foi mais intensa e predominantemente acumulada nos espaços inter-corneócitos, no caso do PVG. O GPV, devido à sua alta elasticidade e tamanho pequeno, pode facilmente espremer-se através dos poros da pele para chegar ao sangue. Isto foi também evidente nos resultados do CLSM. Menos fluorescência por GPV na região da derme poderia ser porque os nanocarriers modificados poderiam ter penetrado na pele para chegar ao sangue naquele ponto de observação. A PVG devido ao seu tamanho comparativamente maior e menor elasticidade, foi retida na região da derme mais num determinado ponto de tempo, levando a mais fluorescência. Os resultados obtidos foram paralelos aos resultados obtidos nos nossos estudos ex-vivo. Outros estudos in-vivo foram feitos para confirmar os resultados.

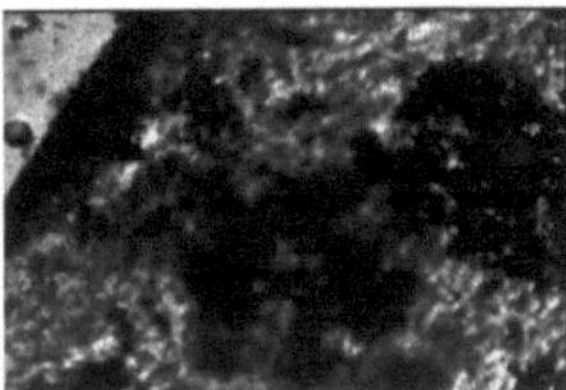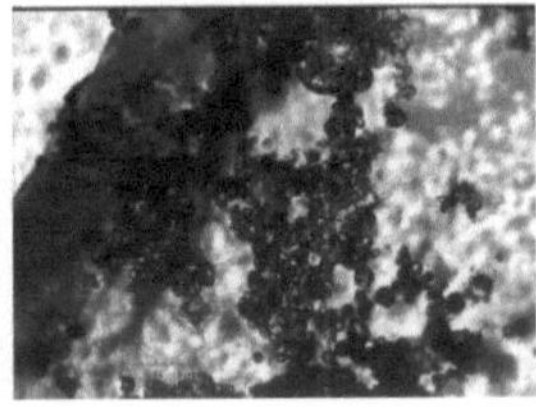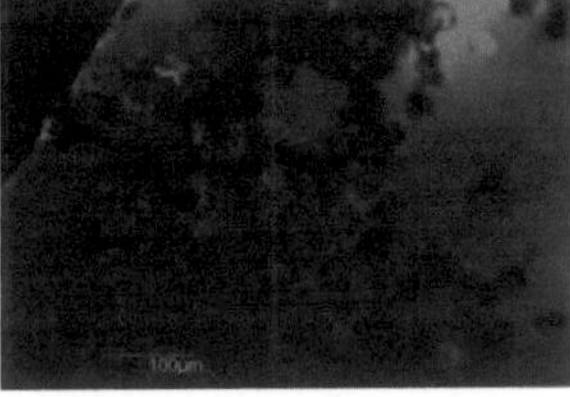

Fig 6.10 Distribuição cutânea da rodamina B carregada LV, GPV e PVG via (CLSM)

6.6.2 Estudos DSC

Na pele não tratada, o comportamento térmico do estrato córneo humano (SC) foi estudado utilizando análise térmica diferencial DSC dentro da gama de temperaturas de 10 a 120°C. Picos a 56 e 62°C atribuídos a transições de fase dos lípidos do estrato córneo, amostras de pele tratadas mostraram picos de transição a 47°C e 59°C. O grau de mudança de temperatura dos lípidos da pele para temperaturas mais baixas pode ser correlacionado com a flexibilidade induzida pelas PVs e o potencial de melhoramento da formulação.

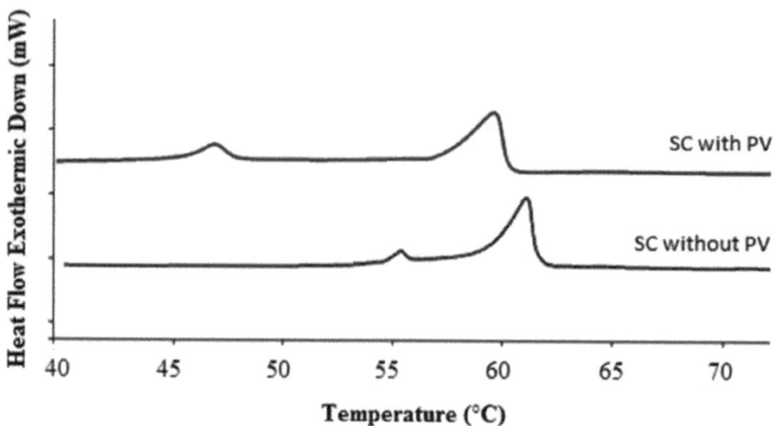

Fig 6.11 DSC mostrando a interacção dos lípidos da pele com PV

6.7 Estudos In-Vivo

6.7.1 Método de despojamento da fita

O stratum corneum (SC) da pele funciona como a barreira mais externa do corpo evitando ou limitando, respectivamente, a entrada de substâncias estranhas no corpo e a excreção de substâncias endógenas. Por conseguinte, muitos estudos dermatológicos estão centrados na investigação desta camada cutânea. A remoção de fitas adesivas, a posterior remoção do SC utilizando fitas adesivas, surgiu como uma técnica útil em tais estudos. Assim, a fita adesiva tornou-se um método básico para estudar a penetração e o comportamento do reservatório de substâncias topicamente aplicadas ou exógenas e a fisiologia do SC. O método pode ser utilizado para obter informações sobre a homogeneidade, bem como a distribuição das formulações na pele e no estrato córneo [160].

No presente estudo, a rodamina foi utilizada como marcador para observar a distribuição do LV, GPV e PVG em vários compartimentos de pele e sangue. Era evidente que o LV não tinha boa permeação e eficiência de penetração, uma vez que a quantidade de corante acumulada em SC e derme era de apenas 0,35% e 0,63% em 8hrs de estudo cada. Isto pode ser devido ao maior tamanho (181,3 nm) e baixo Índice de Deformabilidade (4,1) do LV. A componente de colesterol presente nas vesículas torna o bico rígido. Em oposição a isto, o GPV e o PVG modificados com glicerol permeado à derme em maior quantidade possivelmente devido ao aumento do efeito de penetração do glicerol. Como mostra a

Tabela 6.8, a PVG acumulou aproximadamente em 3 dobras uma maior concentração na derme. No entanto, no sangue o GPV foi encontrado em 33 dobras com uma concentração mais elevada do que a PVG. Devido ao seu pequeno tamanho (114,2 nm) e elevado valor de DI (27,5), o PVG foi capaz de penetrar através das camadas da pele e espremer através dos poros da pele para alcançar o sangue. Os resultados In- vivo foram semelhantes aos dos estudos ex-Vivo.

Quadro 6.8 Quantidade de corante (%) distribuído em diferentes camadas de pele em vários pontos de tempo.

Tempo (h)	Quantidade de corante (%)		
	LV	GPV	PVG
Stratum Corneum			
1 h	0.06	0.68	1.25
4 h	0.09	1.92	2.81
8 h	0.35	1.35	3.80
Epiderme + Dermis			
1 h	-	1.10	2.9
4 h	0.21	3.87	11.13
8 h	0.63	5.68	16.98
Sangue (circulação sistémica)			
1 h	ND	0.40	ND
4 h	ND	2.15	ND
8 h	0.29	6.95	0.21

(A)

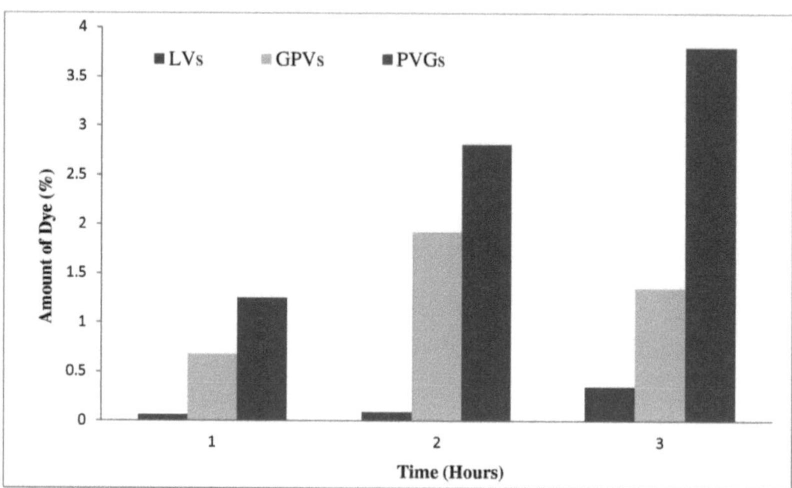

(B)

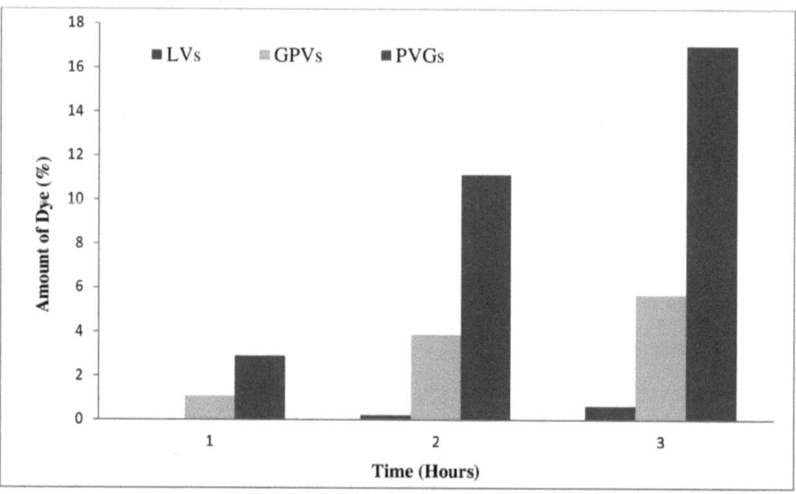

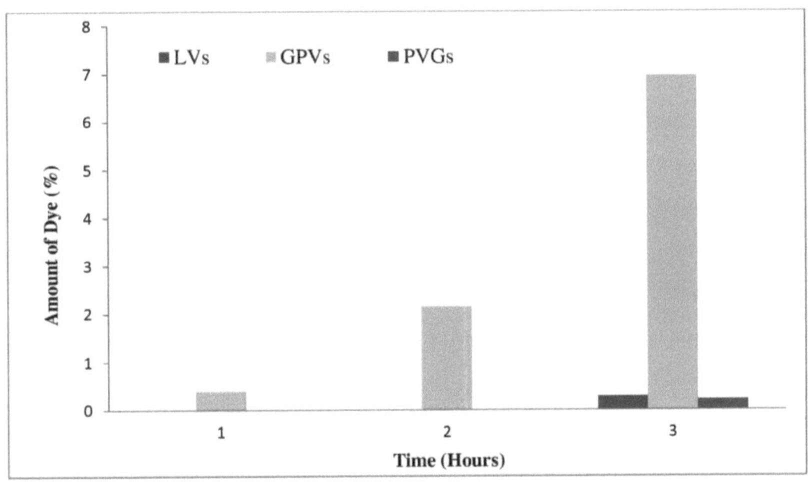

Fig 6.12 Representação da acumulação de LV, GPV e PVG em Stratum Corneum (A), epiderme e derme (B), e Sangue (C).

6.7.2 Estudos de Irritação da Pele

O glicerol tem sido tradicionalmente utilizado no fornecimento de drogas tópicas devido à sua boa solvência, propriedades não tóxicas e não irritantes. Esta foi uma das razões para a sua escolha como modificador. GPV e PVG quando aplicado na pele dos ratos não apresentava quaisquer sinais de irritação, edema ou eritema em comparação com os ratos tratados com solução de formalina após 14 dias. Isto mostrou que os lipossomas modificados desenvolvidos eram não irritantes, não tóxicos e seguros para a pele dérmica (Tabela 6.8.)

Tabela 6.8 Pontuação para irritação da pele

Formulação (0,5mL)	Pontuação	
	Eritema	Edema
GPV	0	0
PVG	0	0
0,8 v/v sol. de Formalin	4	4

CAPÍTULO SETE:

7.RESUMO E CONCLUSÃO

O fornecimento de medicamentos tópicos tem sido amplamente explorado para o fornecimento de uma variedade de medicamentos, tanto para efeitos locais como sistémicos. A estratégia de utilização de nanocarriers vesiculares tem vindo a ganhar interesse ao longo da última década para ultrapassar o stratum corneum, que é o principal obstáculo à entrega de medicamentos tópicos. Os portadores vesiculares existentes, incluindo lipossomas, transferossomas e etosomas, têm certos inconvenientes, tais como estabilidade deficiente, baixa eficiência de encapsulação de drogas, fuga de drogas, irritação da pele devido a grande quantidade de surfactante e/ou etanol e, mais importante ainda, incapacidade de os portadores vesiculares penetrarem ou permearem a pele.

O presente estudo visava o desenvolvimento e avaliação de novos portadores vesiculares modificados que poderiam ser capazes de superar alguns dos inconvenientes associados aos portadores existentes e que poderiam conduzir a uma entrega tópica eficiente. Ao contrário do etanol e dos tensioactivos, que foram utilizados com sucesso no passado para modificar os portadores vesiculares (etosomas e transferossomas, respectivamente), seleccionámos glicerol, que não é irritante para a pele, para modificar os portadores vesiculares. Para além da sua natureza não irritante, o glicerol é conhecido por ser um plastificante durante a formação do filme, melhorador da penetração na pele, hidratante da pele e bom solvente para uma variedade de drogas, o que o torna um componente impecável na formulação vesicular. Além disso, devido à presença do grupo OH e da cadeia de 3-carbono, poderia intercalar-se com os bílis lipídicos e modificar as propriedades das vesículas.

As vesículas modificadas foram designadas como Polioliosomas desde que o glicerol, um poliol, é utilizado para modificar a estrutura do lipossoma, daí Poliol + Lipossomas = **Polioliosomas.** Com base na miscibilidade do glicerol com fase orgânica e fase aquosa, a influência do glicerol nas propriedades das vesículas foi estudada adicionando glicerol em fase orgânica antes da formação do filme (pré-adicionado) e adicionando glicerol em fase aquosa (pós-adicionado) após a formação do filme. As vesículas formadas por glicerol pré-adicionado foram denominadas como vesículas de glicerol-poliliosomas (GPV) e as formadas por glicerol pós-adicionado foram denominadas como vesículas de polipoliosomas-glicerol (PVG). Em vez de usarmos a droga como candidata modelo para avaliar a eficiência do encapsulamento, penetração cutânea e permeação dos portadores, optámos pelo corante "Rhodamine B", uma vez que o corante podia ser facilmente quantificado em amostras a granel e em amostras biológicas com elevada especificidade através de um método de análise relativamente simples.

Lipossomas convencionais (LVs) formados por lipídios e colesterol foram utilizados como formulação de controlo e foram optimizados para um pequeno tamanho e encapsulamento máximo de tintura, variando a razão entre lipídios: colesterol (100:0 a 70:30), temperatura de hidratação (15, 25, 45, 60 °C) e tempo de sonicação (1 min, 3 min, 5 min). LVs formados por 100:20 lípidos: colesterol a 45°C e sonicação durante 3 min a 80% de amplitude resultou em vesículas com o menor tamanho (181,3 nm) e eficiência máxima de encapsulação (EE = 33,1 %) (Tabela 1).

No presente estudo, as vesículas foram modificadas utilizando 10 mg, 20 mg e 30 mg de glicerol pré-adicionado e foram estudados 10%, 25%, 50% e 100% de glicerol pós-adicionado e o efeito do glicerol no tamanho das vesículas e EE. Notavelmente, a adição de glicerina aos lípidos forma as vesículas mesmo na ausência de colesterol e isto realça a importância do glicerol na formação das vesículas.

Os GPV formados por pré-adição de glicerol resultam em vesículas com tamanho (111,2 a 137,3 nm) significativamente ($p < 0,05$) mais pequenas que os LVs (181,3 nm) e EE (46,0 a 89,3%) significativamente mais altas que os LVs (33,1%). A selecção de formulação optimizada para além do tamanho e EE, inclui índice de deformabilidade (DI), uma vez que o aumento da entrega de fármacos na pele foi relatado por vesículas deformáveis. Os GPVs formados por lipídios: glicerol: relação colesterol 70:20:10 foram considerados como optimizados porque estas vesículas demonstraram um tamanho relativamente pequeno, um EE mais elevado e uma melhor deformabilidade (Tabela 1).

A adição de glicerol pós-adicionado teve um efeito menos significativo no tamanho da vesícula, contudo, EE e DI destas formulações foram significativamente mais elevadas do que VLV. Os PVGs optimizados obtidos por hidratação com 25% de solução aquosa de glicerol apresentam um tamanho de vesícula de 170,2 nm, EE de 81,2% e DI de 20,5 (Tabela 1).

Parâmetro	Formulação optimizada		
	LVs	GPV	GVP
Tamanho da vesícula (nm)	181,3 nm	114,2 nm	170,2 nm
EE de Rodamina (%)	33.1%	89.3%	81.2%
Índice de Deformabilidade	4.1	27.5	20.5
PDI	0.16	0.08	0.19

O tamanho reduzido, EE significativamente mais elevado e DI melhorada dos GPVs e PVGs em comparação com os LVs poderia possivelmente dever-se à interpenetração do glicerol em bilayers lipídicos. O mecanismo envolvido poderia ser a interacção do grupo glicerol OH com a cabeça hidrofílica dos bílis lipídicos e de 3 cadeias de carbono de glicerol com cadeias de ácidos gordos. O glicerol presente na interface (cabeça hidrofílica) pode formar uma camada protectora e resultar em vesículas com melhor estabilidade e redução de fármacos. O glicerol interpenetrado pode ser responsável pela diminuição da rigidez das cadeias de hidrocarboneto lipídico, resultando em vesículas de pequeno tamanho. O glicerol presente como componente do núcleo da vesícula pode talvez ser responsável pela melhoria do encapsulamento e pela diminuição do vazamento de fármacos. Além disso, a interacção do glicerol pode ter tornado os grupos de cabeça flexíveis, resultando em GPVs (6,5 vezes) e PVGs (5 vezes) com maior deformabilidade em comparação com os LVs. A diferença no tamanho da vesícula e DI dos GPV e PVGs poderia ser explicada pela diferença no método de preparação e pela diferença na localização do glicerol nos GPV e PVGs.

As alterações causadas pelo glicerol nos bílis lipídicos foram ainda confirmadas por estudos da DSC em que ficou evidente que a adição de glicerol reduziu o Tm do lípido puro (de 41°C para 39°C/38°C) que se verificou ser mais elevado para os LVs (44,5°C) feitos de colesterol. Os resultados estão em corroboração com os resultados de estudos DI em que se verificou que os GPV e os PVG eram mais elásticos e deformáveis do que os VLV. Assim, os GPVs e PVGs optimizados foram avaliados quanto ao seu potencial de entrega tópica.

Os resultados dos estudos ex-vivo Franz-diffusion mostraram que os GPVs e os PVGs eram melhores formulações para a entrega tópica em comparação com a formulação LV. Estudos de deposição cutânea (stratum corneum + epidermis + dermis) demonstraram que os PVGs foram capazes de fornecer 21,36% de corante à pele em comparação com 9,46% pelos GPVs e 1,08% pelos LVs. Os níveis de corantes significativamente mais elevados atingidos no estrato córneo, epiderme e derme realçam o potencial dos PVG para fornecer medicamentos localmente para tratar doenças de pele. Além disso, os GPV são capazes de fornecer quase 70 vezes mais concentrações de corantes em comparação com os PVG à câmara receptora (imitando a circulação sistémica), indicando a sua potencial utilização no fornecimento de medicamentos transdérmicos para tratar doenças sistémicas. Não foi observada qualquer permeação para os VLV devido à sua fraca deformabilidade.

Os resultados dos estudos ex-vivo foram ainda confirmados pela formulação - estudos de interacção cutânea usando DSC de lípidos da pele e estudos CLSM de permeação de vesículas.

Estudos DSC da pele mostraram que o Tm de lípidos da pele diminui com a aplicação da formulação GPV ou PVG indicando que estas formulações tornam os lípidos da pele flexíveis e isto pode melhorar a sua permeação e penetração na pele. Além disso, as imagens CLSM mostraram que os LVs não eram capazes de penetrar na pele, embora a melhor penetração fosse conseguida pelos PVGs. Os GPVs mostraram uma maior penetração do que os LVs mas menor do que os PVGs. Poderia ser devido ao movimento destas vesículas na circulação sistémica, como demonstrado em estudos ex-vivo em que os GPV têm a capacidade de se moverem transdermalmente.

Além disso, os resultados foram verificados utilizando estudos in vivo. Os resultados dos estudos in vivo foram em corroboração com estudos ex-vivo e CLSM. Os GPV com menor tamanho e maior deformabilidade foram capazes de mostrar maior concentração de corante no sangue enquanto que os PVG com tamanho relativamente maior e menor deformabilidade foram capazes de se acumular na pele.

Assim, poder-se-ia concluir que os GPVs formulados usando glicerol pré-adicionado (20 mg) eram adequados para o fornecimento sistémico de fármacos quando aplicados topicamente e seriam portadores muito úteis para o fornecimento transdérmico de fármacos. Contudo, os GVP formulados usando glicerol pós-adicionado (25%) eram adequados para o fornecimento local de drogas tópicas. Finalmente, através de estudos de irritação cutânea, verificou-se que os PV desenvolvidos eram não tóxicos, não irritantes e, portanto, seguros para a via dérmica. No futuro, diferentes candidatos a fármacos podem ser carregados nestas novas vesículas e a sua eficácia pode ser determinada. Além disso, o efeito de outros polióis nas propriedades das vesículas poderia ser avaliado para desenvolver novos portadores.

CAPÍTULO OITO:

8.REFERÊNCIAS

[1]   Uchechi O, Ogbonna JDN, et al (2014) Nanopartículas para a Administração de Drogas Dérmicas e Transdérmicas, Aplicação de Nanotecnologia na Administração de Drogas.

[2]   Hua S. (2015) Sistemas de nano-entrega de medicamentos e bioactivos à base de lípidos para o fornecimento de medicamentos e bioactivos à pele. Farmacol frontal. 6:219

[3]   Valenta C, Auner BG (2004) A utilização de polímeros para o parto dérmico e transdérmico. Eur. J. Pharm. Biopharm. 58: 279-289.

[4]   Block HL (2010) Biopharmaceutics and drug delivery systems: Revisão Abrangente da Farmácia.

[5]   Prausnitz MR, Langer R (2008) Entrega de medicamentos transdérmicos. Nat. Biotech. 26(11):1261- 1268.

[6]   Escobar-Châvez JJ, Diaz-Torres R et al (2012) Nanocarriers para a entrega de medicamentos trans dérmicos. Pesquisa e Relatórios em Entrega de Drogas Transdérmicas. 1: 3-17.

[7]   Geinoz S, Guy RH, et al (2004) Quantitative structure-permeation relationships (QSPeRs) to predict skin permeation: a critical evaluation. Pharm Res. 21:83-92.

[8]   El Maghraby GM, Williams AC (2009) Sistemas vesiculares para fornecer pequenas moléculas orgânicas convencionais e macromoléculas maiores para e através da pele humana. Expert Opinion Drug Deliv 6(2):149-63

[9]   Pinto Reis C, Nuefeld RJ, Ribeiro AJ, et al., (2006) Nanoencapsulation 1. Métodos de preparação de nanopartículas poliméricas carregadas com drogas. Nanomedicina. 2: 8-21.

[10] Maestrelli F, Capasso G, Gonzalez-Rodriguez ML, et al., (2009) Efeito da técnica de preparação sobre as propriedades e eficácia in vivo dos etosomas carregados de benzocaína. J Liposome Res 19(4): 253-60.

[11] Attama AA, Schicke BC, et al (2007) Solid lipid nanodispersions containing mixed lipid core and a polar heterolipid: Characteriza- tion. Eur. J. Pharm. Biopharm. 67: 48-57.

[12] Bernfild M, Gotte M, et al (1999) Functions of cell surface heparan sulphate

proteoglycans. Annu. Rev. Biochem. 68: 729-777.

[13] Honary S e Zahir F (2013) Effect of Zeta Potential on the Properties of NanoDrug Delivery Systems - A Review (Parte 1) Trop. J. Pharm Res. 12 (2): 255-264

[14] Win KY, Feng SS (2005) Effects of particle size and surface coating on cellular uptake of polymeric nanoparticles for oral delivery of anticancer drugs. Biomateriais 26: 2713-2722.

[15] Patila S, Sandberg A, Heckert E, Self W, Sea S (2007) Adsorção de proteínas e absorção celular de nanopartículas de óxido de cério em função do potencial zeta. Biomateriais 28: 4600-4607.

[16] Wolinsky JB, Grinstaff MW (2008) Aplicações terapêuticas e de diagnóstico de dendrrimers para o tratamento do cancro. Adv. Deliv. de medicamentos. Rev. 60: 1037-1055.

[17] Chang JH, Cho MA et al (2006) Characterization and formation of phospholipid nanoemulsion coatings on Mg- modified sericite surface. J. Ind. Eng. Chem, 12: 635638.

[18] Binks B.P. Particulas como tensioactivos semelhanças e diferenças. Moeda. Opinião. Colloid Interface Sci. 2002; 7: 21-41.

[19] Fan H., Striolo A. Efeitos nanopartículas sobre a tensão interfacial água-óleo. Phys. Rev. E 2012; 86: 051610, 11 páginas.

[20] Okubo T. Tensão Superficial de Suspensões Coloidais Estruturadas de Poliestireno e Esferas de Sílica na Interface Ar-Água. J. Colloid Interface Sci. 1995; 171: 5562.

[21] Schaefer, H. e T. E. Redelmeir (eds.), (1996) Skin Barrier, Principles of Percutaneous Absorption, Eds, Karger Publishers.

[22] Nair A, Jacob S et al, (2013) Journal of Pharmaceutical Sciences, Basic considerations in the dermatokinetics of topical formulations vol. 49, n. 3

[23] Allec A, Chatelus A, Wagner N (1997) Skin distribution and pharmaceutical aspects of adapalene gel, J. Am. Acad. Dermatol. 36: S119-125.

[24] Hueber F, Schaefer H, Wepierre J (1994) Role of transepidermal and transfollicular routes in percutaneous absorption of steroids: in vitro studies on human skin, Skin Pharmacology, 7: 237-244.

[25] Illel B, Schaefer H, Wepierre J, Doucet O (1991) Follicles desempenham um papel importante na absorção percutânea, J. Pharm. Sci. 80: 424-427.

[26] Rougier A, Rallis M et al (1990) Absorção percutânea in vivo: Um papel fundamental para a partição do estrato córneo/veículo, Arch Dermatol Res. 282: 498-505.

[27] Kalpana SP, Mikolaj M, Courtney LS, et al (2010) Desafios e oportunidades na entrega dérmica/transdérmica. Ter. Deliv. 1(1): 109-131.

[28] Bos JD, Meinardi MMHM (2000) A regra dos 500 Dalton para a penetração cutânea de compostos químicos e drogas. Ex. Dermatol. 9(3): 165-169.

[29] Tsutomu I, Tohru M (2010) Técnicas para o aprisionamento eficiente de produtos farmacêuticos em micro/nanopartículas sólidas biodegradáveis. Deliv. de fármacos de opinião de peritos. 7(6): 1-11.

[30] Moghimi SM, Hunter AC et al (2005) Nanomedicina: estado actual e perspectivas de figuras. FASEB J. 19: 311-330.

[31] Marcato PD e Duran N (2008) Novos aspectos dos sistemas de entrega de nanofármacos. Nanotecnologia J Nanosci. 6: 2216-2229.

[32] Goyal R, Lauren K. et al (2016) Nanopartículas e nanofibras para distribuição tópica de medicamentos J Control Release.240: 77-92.

[33] Sharma N, Agarwal G et al (2011) Revisão: Sistema de Entrega Transdermal de Drogas: Uma Ferramenta para um Sistema de Entrega de Medicamentos Novel. Int J de desenvolvimento e res. de fármacos.

[34] Chandak AR, Verma PRP (2008) Desenvolvimento e avaliação de matrizes baseadas em HPMC para manchas transdérmicas de tramadol. Clin. Res. Reg. Affairs. 25: 13-30.

[35] Mundargi RC, Patil SA et al (2007) Evaluation and controlled release characteristics of modified xanthan films for transdermal delivery of atenololol. Droga Dev. Ind. Pharm. 33:79-90.

[36] Mutalik S, Udupa N (2004) Glibenclamide transdermal patches: Avaliações físico-químicas, farmacodinâmicas e farmacocinéticas. J. Pharm. Sci. 93: 1577-1594.

[37] Chang HI, Perrie Y, Coombes AGA (2006) Entrega do antibiótico gentamicina sulf-phate a partir de matrizes de polycaprolactone fundidas por precipitação. J. Controlo. Rel.

110:414-421.

[38] Ranade VV, Cannon JB (2011) Drug Delivery Systems, Third Edition, Taylor and Francis, Boca Raton.

[39] Touitou E, Dayan N, Bergelson L et al (2000) Ethosomes - novos portadores vesiculares para uma entrega melhorada: caracterização e propriedades de penetração cutânea. J. Controlo. Rel. 65: 403-18.

[40] Martin A, Bustamante P (1993) Physical Pharmacy: Physical Chemical Principles in the Pharmaceutical Sciences, 4th edn, Lippincott Williams & Wilkins, Philadelphia, PA, pp. 436-439.

[41] Sarker DK (2005) Engineering of nanoemulsions for drug delivery Curr Drug Deliv, 2, 297-310,.43.

[42] Guglielmini G (2008) Nanoestruturado portador de romances para aplicação tópica. Clin Dermatol, 26, 341-346

[43] Ishida-Yamamoto A, Simon M et al (2004) Os grânulos lamelares epidérmicos transportam cargas diferentes como agregados distintos. Journal of Investigative Dermatology 122(5): 1137-1144.

[44] Demarchez M, Asselineau D et al (1992) Migration of Langerhans Cells into the Epidermis of Human Skin Grafted onto Nude-Mice. Journal of Investigative Dermatology, 99(5): S54-S55.

[45] Holman BP, Spies F, Bodde HE (1990) 'An Optimized Freeze-Fracture Replication Procedure for Human Skin'. Journal of Investigative Dermatology 94(3):332-335.

[46] Norlen L, Al-Amoudi A, Dubochet J (2003) A cryotransmission electron microscopy study of skin barrier formation,Journal of Investigative Dermatology. 120(4): 555-560.

[47] Stark B, Pabst G, Prassl R (2010) Estabilidade a longo prazo de lipossomas estereiramente estabilizados por congelação e liofilização: efeitos dos crioprotectores na estrutura. Eur. J. Pharm. Sci. 41: 546-555.

[48] Lopez-Pinto JM, Gonzalez-Rodriguez ML et al (2005) Effect of cholesterol and ethanol on dermal delivery from DPPC liposomes. Int. J. Pharm. 298: 1-12.

[49] Nakhla T, Marek M, Kovalcik T (2000) Issues associated with large-scale production

of liposomal formulations. Deliv. de drogas. Technol. 2:1-6.

[50] Maestrelli F, Gonza'lez-Rodri'guez ML, et al., (2006). Efeito da técnica de preparação nas propriedades dos lipossomas que encapsulam complexos de cetoprofeno-ciclodextrina destinados à entrega transdérmica. Int. J. Pharm. 312:53-60.

[51] Attama AA, Müller-Goymann CC (2008) Efeito da modificação da cera de abelhas na matriz lipídica e na cristalinidade da nanopartícula lipídica sólida. Colóides e Superfícies A: Aspectos físico-químicos e de engenharia. 315: 189-195.

[52] Celia C, Trapasso E et al (2009) Turbiscan Lab® Análise especializada da estabilidade de etosomas e lipossomas ultradeformáveis contendo um agente fluidificante de bílis. Colóides Surf B Biointerfaces 72: 155-60.

[53] Watson DG (1999) Análise Farmacêutica. Um livro-texto para estudantes de Farmácia e Químicos Farmacêuticos. 1ª Edição. Churchil Livingstone, Reino Unido.

[54] Coderch L, de Pera M et al (1999) The effect of liposomes on skin barrier structure,Skin Pharmacol. Skin Physiol. aplicado à pele, 12(5): 235-246.

[55] Curdy C, Naik A, et al (2004) Avaliação não invasiva do efeito dos excipientes da formulação sobre a função da barreira do stratum corneum in vivo. Int. J. Pharm. 271(1-2): 251-256.

[56] Honeywell-Nguyen PL, Gooris GS, Bouwstra JA (2004) Avaliação quantitativa do transporte de componentes elásticos e rígidos da vesícula e de um medicamento modelo destas formulações da vesícula para a pele humana in vivo. J. Investigação. Dermatol. 123(5): 902-910.

[57] Jadoul A, Doucet J, Durand D, Preat V (1996) Modificações induzidas na estrutura do estrato córneo após iontoforese in vitro: Estudos de dispersão de ATR-FTIR e raios X. J. Controlo. Rel. 42(2):165-173.

[58] Attama AA, Miillcr-Goymann CC (2006) Um estudo crítico de novas matrizes lipídicas fisicamente estruturadas compostas por um homolípido de Capra hircus e óleo de teobroma. Int. J. Pharm. 322, 67-78.

[59] Brinkmann I, Miillcr-Goymann CC (2005) Uma tentativa de clarificar a influência do glicerol, propilenoglicol, isopropilmiristato e uma combinação de propilenoglicol e isopropilmiristato no estrato córneo humano. Pharmazie. 60: 215-220.

[60] Oilman MR (1982). Testes de pele e olhos em animais. Principles and Methods of Toxicology; Hayes, A.W., Ed.; Raven Press: Nova Iorque. 209-222p.

[61] Garg A, Aggarwal D, Garg S, Singla AK (2002) Spreadading of Semisolid Formulations An Update. Tecnologia Farmacêutica, Set.

[62] Idson B, Lazarus J.J (1987) Semisólidos. Em The The Theory and Practice of Industrial Pharmacy, L. Lachman, H.A. Lieberman, e J.L. Kanigs, Eds. Lea e Febiger, Philadel- phia, PA, 2d ed. pp. 215-244.

[63] Duggin G (1996) Suavização da pele com ingredientes emolientes. Químico de fabrico 67 (6): 27-31.

[64] Barry BW, Grace AJ (1972) Teste sensorial da capacidade de propagação: Investigação das condições reológicas operacionais durante a aplicação de preparações tópicas", J. Pharm. Sci. 61(3): 335-341.

[65] Rance RW (1973) Estudos sobre os factores que controlam a acção das pulverizações capilares. Parte I: A pulverização de soluções de resina capilar em cabelos. J. Soc. Cosm. Chem. 24 (7): 501- 522.

[66] Islam MT, Rodriguez-Hornedo N et al (2004) Rheological characterization of topical Carbomer gels neutralized to different pH. Pharm. Res. 21(7): 1192-1199.

[67] Lawrence MJ, Rees GD (2000) Microemulsion-based media as novel drug delivery systems. Adv Drug Deliv Rev. 45: 89-121.

[68] Kreilgaard M (2002) Influência de microemulsões no fornecimento de medicamentos cutâneos. Adv Drug Deliv Rev. 54: S77-S98.

[69] He W, Tan Y, Tian Z et al (2011). Nanoemulsões estabilizadas de proteínas alimentares como potenciais sistemas de entrega de medicamentos pouco solúveis em água: preparação, caracterização in vitro e farmacocinética em ratos. Nanomedicina Int J. 6: 521-533.

[70] Heuschkel S, Goebel A et al (2008) Microemulsões - portador coloidal moderno para o fornecimento de medicamentos por via dérmica e transdérmica. J Pharm Sci. 97: 603-631.

[71] Zhao X, Liu J, Zhang X, et al (2006) Enhancement of transdermal delivery of theophylline using microemulsion vehicle. Int. J. Pharm. 327: 58-64.

[72] Neubert RHH (2011) Potenciais de novos nanocarriers para a administração de medicamentos dérmicos e transdérmicos. Eur J Pharm Biopharm. 77: 1-2.

[73] Grampurohit N, Ravikumar P et al (2011) Microemulsões para uso tópico - uma revisão. Ind J Pharm Edu Res. 45: 100-107.

[74] Valenta C, Schultz K (2004) Influência da carragenina na reologia e permeação da pele das formulações de microemulsão. J. Controlo. Rel. 95: 257-265.

[75] Sonneville-Aubrun O, Simonnet JT et al (2004) Nanoemulsões: um novo veículo para produtos de cuidado da pele. Adv Colloid Interface Sci. 108-109:145-149.

[76] Seiden MV, Muggia F, et al (2004) A phase II study of liposomal lurtotecan (OSI-211) in patients with topotecan resistant ovarian cancer. Gynecol Oncol. 93: 229- 232.

[77] Kuo F, Subramanian B et al (2008) Nano-emulsões de uma formulação de sinergia anti-oxidante contendo gama-tocoferol aumentaram a biodisponibilidade e as propriedades anti-inflamatórias. Int. J. Pharm. 363:206-213.

[78] Wu H, Ramachandran C et al (2001) Transfecção tópica usando DNA plasmídeo numa nanoemulsão de água em óleo. Int. J. Pharm. 221:23-34.

[79] Subramanian B, Kuo F, Ada E, et al (2008) Enhancement of anti-inflammatory property of aspirin in mice by a nano-emulsion preparation. Int. Imunopharmacol. 2008; 8:1533-1539.

[80] Mou D, Chen H, Du D, et al (2008) Hydrogel-thickened nanoemulsion system for topical delivery of lipophilic drugs. Int. J. Pharm. 353: 270-276.

[81] Wu H, Ramachandran C et al (2001) Transporte tópico de compostos hidrofílicos utilizando nanoemulsões de água em óleo. Int. J. Pharm. 220: 63-75.

[82] Alves MP, Scarrone AL et al (2007) Human skin penetration and distribution of nimesulide from hydrophilic gels containing nano- carriers. Int. J. Pharm. 341: 215220.

[83] Kumar VS, Asha K (2011) Herbosome a Novel carrier for herbal drug delivery. Int. J Pharm actual. Res. 3(3): 36-41.

[84] Jung S, Otberg N, et al (2006) Inovadores lipossomas como um sistema transfolicular de administração de medicamentos: penetração nos folículos capilares dos suínos. J. Invest. Dermatol. 126: 1728-1732.

[85] Honeywell-Nguyen PL, Wouter Groenink HW et al (2003) The in vivo transport of elastic vesicles into human skin: effects of oclusion, volume and duration of application. J Controlo. Rel. 90: 243-255.

[86] Honeywell-Nguyen PL, de Graaff AM et al (2002) The in vivo and in vitro interactions of elastic and rigid vesicles with human skin. Biochim. Biófilas. Acta. 1573: 130-140.

[87] Verma DD, Verma S, et al (2003) Os lipossomas aumentam a penetração cutânea de substâncias hidrofílicas presas e não presas na pele humana: um estudo de penetração cutânea e microscopia de varrimento a laser confocal. Eur. J. Pharm. Biopharm. 55: 271-277.

[88] Cui Z, Han S, Padinjarae D, Huang L (2005) Mecanismo de imunoestimulação de nanopartículas de LPD como portador de vacinas. Mol. Pharm. 2: 22-28.

[89] Herffernan M, Murthy N (2005) Polyketal nanoparticles: um novo veículo de entrega de medicamentos biodegradáveis sensíveis ao pH. Bioconjug. Química. 16: 1340-1342.

[90] Dubey V, Mishra D et al (2007) Entrega dérmica e transdérmica de um agente anti-psoríaco através de lipossomas etanolicos. J. Controlo. Rel. 123: 148-154.

[91] Manosroi A, Kongkaneramit L, Manosroi J (2004) Estabilidade e absorção transdérmica de formulações tópicas de anfotericina B lipossoma. Int. J. Pharm. 270: 279286.

[92] Maestrelli F, Gonzâlez-Rodriguez ML et al (2005) Preparação e caracterização de lipossomas encapsulando complexos cetoprofeno-ciclodextrina para a administração de drogas transdérmicas. Int. J. Pharm. 298: 55-67.

[93] Essa EA, Bonner MC, Barry BW (2004) Entrega de liposomal estradiol com assistência eléctrica; fosfolipídeo como retardador de danos. J. Controlo. Rel. 95: 535-546.

[94] Sharma BB, Jain SK, Vyas SP (1994) Sistema lipossómico tópico com lignocaína anestésica local: preparação e avaliação. J. Microencapsul. 11: 279-286.

[95] Uchegbu IF, Florença AT (1995) Vesículas surfactantes não-iónicas (niosomas): química física e farmacêutica. Adv. Colloid Interface Sci. 58: 1-55.

[96] Vora B, Khopade AJ et al (1998) Proniosome based transdermal delivery of levo

norgestrel for effective contraception. J. Controlo. Rel. 54: 149-165.

[97] Alsarra IA, Bosela AA et al (2005) Proniosomes como portador de drogas para a entrega transdérmica de cetorolac. Eur. J. Pharm. Biopharm. 59: 485-490.

[98] Muzzalupo R, Tavano L, Cassano R, et al (2011) Uma nova abordagem para a avaliação dos niosomas como sistemas eficazes de administração de medicamentos transdérmicos. Eur. J. Pharm. Biopharm. 79: 28-35.

[99] Manconi M, Caddeo et al (2011) Entrega ex vivo da pele de diclofenaco por transcutol contendo lipossomas e mecanismo sugerido de interacção vesiculosa da pele. Eur. J. Pharm. Biopharm. 78: 27-35.

[100]Mura S, Manconi M et al (2009) Penetration enhancer containing vesicles (PEVs) as carriers for cutaneous delivery of minoxidil. Int. J. Pharm. 380: 72-79.

[101]Guinedi AS, Mortada ND et al (2005). Preparação e avaliação da evaporação em fase reversa e dos periossomas multilamelares como portadores oftálmicos de acetazolamida. Int. J. Pharm. 306: 71-82.

[102]Balakrishnana P, Shanmugama S et al (2009) Formulação e avaliação in vitro de niosomas minoxidil para uma melhor entrega da pele. Int. J. Pharm. 377: 18.

[103]Junyaprasert VB, Singhsa P, Suksiriworapong J, Chantasart D (2012) Propriedades físico-químicas e permeação cutânea de 60/Tween 60 niosomas de ácido elágico. Int. J. Pharm. 423: 303-311.

[104]Jain S, Jain P et al (2003) Transfersomes-A Novel Vesicular Carrier for Enhanced Transdermal Delivery: Desenvolvimento, Caracterização, e Avaliação de Desempenho. Drug Dev. Ind. Pharm. 29 (9): 1013-1026.

[105]Planas ME, Gonzalez P et al (1992) Non-invasive percutaneous induction of topical analgesia by a new type of drug carrier and prolongation of the local pain intensity by liposomes. Anestesia. Analgésico. 95: 615-621.

[106]Cevc G, Schatzlein A, Blume G (1995) Transdermal drug carrier basic properties, optimization and transfer efficiency in the case of epicutaneously applied peptides. J. Controlo. Rel. 36: 3-16.

[107]Paul A, Cevc G et al (1998). Imunização transdérmica com uma proteína de junção de

uma membrana integral, por meio de portadores de drogas ultradeformáveis, transferomes. Vacina 16: 188-195.

[108]Mbah CC, Builders PF, Attama AA (2014). Portadores nanovesiculares como sistemas alternativos de distribuição de medicamentos: etosomas em foco Pareceres de peritos. Deliv. de fármacos. 11(1):1-15.

[109]Touitou E (1996). Composição da aplicação de substâncias activas à ou através da pele.US5716638.

[110]Jain S, Tiwary AK, Sapra B, Jain NK (2007). Fórmula e avaliação de etosomas para a entrega transdérmica de lamivudina. AAPS PharmSciTech. 8(4): Artigo 111.

[111]Coderch L., Fonollosa J., De Pera M., et al (2000) Influence of cholesterol on liposome fluidity by EPR: relationship with percutaneous absorption. J Controlo. Rel. 68: 85-95.

[112]Serikawa T, Kikuchi A et al., (2006) Avaliação in vitro e in vivo dos novos lipossomas catiónicos utilizados para a terapia genética do cancro. J. Controlo. Rel. 113(3): 255-260.

[113]Barry BW (2004) Breaking the skin' barrier to drugs (Quebrar a barreira da pele às drogas). Nat. Biotechnol. 22: 165-167.

[114]Honeywell-Nguyen PL, Bouwstra JA (2005) Vesicles como ferramenta para o parto transdérmico e dérmico. Discov. de drogas. Hoje em dia. 2: 67-74.

[115]Elsayed MMA, Abdallah OY, et al., (2007). Vesículas lipídicas para a entrega de medicamentos na pele: revisão de três décadas de investigação. Int. J. Pharm. 332: 1-16.

[116]Ainbinder D, Touitou E (2005) Testosterona ethosomas para uma melhor desfibrilhação transdérmica. Deliv. de drogas. 12: 297-303.

[117]Paolino D, Lucania G et al (2005) Ethosomes for skin delivery of am- monium glycyrrhizinate: permeação percutânea in vitro através da pele humana e actividade anti-inflamatória in vivo em voluntários humanos. J. Controlo. Rel. 106: 99-110.

[118]Dayan N, Touitou E (2000) Carriers for skin delivery of trihexyphenidyl HCl: ethosomes vs. liposomes. Biomateriais. 21: 1879-85.

[119]Elsayed MM, Abdallah OY, Naggar VF, et al., (2007) Deformable liposomes and ethosomes as carriers for skin delivery of ketotifen. Pharmazie 62: 133-137

[120]Li G, Fan Y, et al. (2012) Tacrolimus-loaded ethosomes: fisico-químico-acerization e avaliação in vivo. Eur. J. Pharm. Biopharm.

[121]Chourasia MK, Kang L, Chan SY (2011) Etossomas nanosized bearing ketoprofen for improved transdermal delivery. Resultados Pharm Sci. 1: 60-67.

[122]Fang YP, Huang YB, et al (2009) Entrega tópica de etosomas encapsulados com ácido 5-aminolevulínico num modelo animal hiperproliferativo de pele utilizando a técnica CLSM para avaliar o comportamento de penetração. Eur J Pharm Biopharm. 73: 391-398.

[123]Paolino D, Lucania G et al (2005) Ethosomes for skin delivery of ammonium glycyrrhizinate: permeação percutânea in vitro através da pele humana e actividade anti-inflamatória in vivo em voluntários humanos. J Controlo. Rel. 106: 99-110.

[124]Touitou E, Dayan N, Bergelson L, Godina B, Eliaz M (2000) Ethosomes - novos portadores vesiculares para uma entrega melhorada: caracterização e propriedades de penetração cutânea. J Controlo. Rel. 65: 403-418.

[125]Maheshwari RGS, Tekade RK et al (2012) Etossomas e lipossomas ultradeformáveis para a entrega transdérmica de coágulos: uma avaliação comparativa. Pharm Saudi J. 20: 161-170.

[126]Dayan N, Touitou E (2000) Carriers for skin delivery of trihexyphenidyl HCl: ethosomes vs liposomes. Biomateriais. 21: 1879-1885.

[127]Parekh HS (2007) The advance of dendrimers- uma plataforma versátil de direccionamento para a entrega de genes/droga. Moeda. Pharm Des. 13, 2837-2850.

[128]Esfand R, Tomalia DA (2001) Poly(amidoamine) (PAMAM) dendrimer: desde o biomicrobianismo até ao fornecimento de medicamentos e aplicações biomédicas. Drug Discov. Hoje 6:427-436.

[129]D'Emanuele A, Attwood D (2005) Dendrimer-drug interactions. Adv. Drug Deliv.Rev. 57: 2147-2162.

[130]Wang Z, Itoh Z et al (2003) Novel transdermal drug delivery system with polyhydroxyalkanoate and starburst polyamidoamine dendrimer. J Biosci Bioeng. 95: 541-543.

[131]Chauhan AS, Sridevi S et al (2003) Dendrimer-mediated transdermal delivery:

enhanced bioavailability of indomethacin. J. Controlo. Rel. 90: 335-343.

[132]Yiyun C, Na M, Tongwen X, et al (2007). Entrega transdérmica de drogas não esteróides anti-inflamatórias mediadas por dendrimer de poliamidoamina (PAMAM). J. Pharm. Sci. 96: 595-602.

[133]Venuganti VVK, Perumal OP (2008) Efeito da poli(amidoamina) (PAMAM) dendrimer na permeação cutânea de 5-fluorouracil. Int. J. Pharm. 361: 230-238.

[134]Niederhafner P, Sebestik J et al (2005) Peptide dendrimers. J. Peptide Sci. 11: 757-788.

[135]Mehnert W, Mader K (2001) Solid Lipid nanoparticles. Produção, caracterização e aplicações. Adv Drug Del Rev. 47: 165-96.

[136]Muller RH, Keck CM (2004) Challenges and solutions for the delivery of biotech drugs - a review of drug nanocrystal technology and lipid nanoparticles. J Biotech. 113: 151-70.

[137]Castelli F, Puglia C, Sarpietro MG, et al (2005) Characterization of indomethacin-loaded lipid nanoparticles by diferencial scanning calorimetry. Int. J. Pharm. 304: 231-238.

[138]Siekmann B, Westesen K (1992) Sistemas de transporte parenteral de tamanho submicron baseados em lípidos sólidos. Pharm. Pharmacol. Lett. 1: 123-126.

[139]Manjunath K, Venkateswarlu V (2005) Pharmacokinetics, tissue distribution and bio-availability of clozapine solid lipid nanoparticles after intravenous and intraduodenal administration. J. Controlo. Rel. 107: 215-28.

[140]Muller RH, Souto EB et al (2000) aplicação PCT PCT/EP00/04111.

[141]Attama AA, Momoh MA et al (2012) Nanoparticulado lipídico Sistemas de administração de medicamentos: Uma revolução na concepção e desenvolvimento da forma de dosagem. InTech. 1-34.

[142]Wissing SA, MUer RH (2002) A influência da cristalinidade das nanopartículas lipídicas nas suas propriedades oclusivas. Int. J. Pharm. 242(1-2): 377-379.

[143]Jenning V, Tliiincmann et al (2000) Characterisation of a Novel Solid Lipid Nanoparticle Carrier System Based on Binary Mixtures of Liquid and Solid Lipids. Int. J. Pharm. 199(2): 167-177.

[144]Villalobos-Hernandez JR, Müller-Goymann CC (2006) Melhoria da protecção solar dos cristais de dióxido de titânio através da utilização de nanopartículas de cera de carnaúba: A interacção sinergis- tic entre os protectores solares orgânicos e inorgânicos em nanoescala. Int. J. Pharm. 322(1-2): 161-170.

[145]Guterres SS, Alves MP e Adriana R (2007) Pohlmann.Polymeric nanoparticles, nanospheres e nanocapsules, para aplicação cutânea. Drug Target Insights. 2: 147-157.

[146]Xu ZP (2006) Nanopartículas inorgânicas como transportadoras para uma entrega celular eficiente. Chem.Eng. Sci. 61: 1027-40.

[147]Scheindlin S (2004) Entrega de medicamentos transdérmicos: passado, presente, futuro. Mol. Interv.4(6): 308-312.

[148]Micromedex 1.0 (Série de Cuidados de Saúde) Thomson Reuters.

[149]Yarosh DB (1992) Enzimas encapsuladas em lipossoma para reparação de ADN. In: Braun-Falco O, Korting HC, Maibach H, editores. Dermatoses lipossómicas. SpringerVerlag; Heidel- berg. pp. 258-69.

[150]Barry BW (2001) Novos mecanismos e dispositivos para permitir o fornecimento bem sucedido de medicamentos transdérmicos. Eur. J. Pharm. Sci. 14(2):101-14

[151]Al-Obaidi H, Nasseri B, Florence AT (2010) Dinâmica das micropartículas lipídicas no interior das vesículas lipídicas: movimento em espaços confinados. J. Alvo da droga. 18(10): 821-830.

[152]Chiranjib C, Souman P et al (2013) Nanopartículas como entrega farmacêutica inteligente. Frontiers in Bioscience (Landmark Ed) 18: 1030-1050.

[153]Conferência Internacional sobre Harmonização Guia de Estudos de Segurança Não-Clínica para a Realização de Ensaios Clínicos em Humanos para Produtos Farmacêuticos. Registo Federal 1997; 62 (227): 62922-62925.

[154]Makena H e Uday B. Kompella (2006) Nanotecnologia e Nanopartículas: Questões Clini- cal, Éticas e Regulatórias. Em Nanoparticle nanotechnology for drug delivery. vol. 159. Ed de Ram B Gupta e Uday Kompella. pp. 381-393.

[155]Florence AT, Attwood D (2009) Princípios físico-químicos da farmácia. 4ª Ed. Imprensa Farmacêutica, UK. 329-390p.

[156]Wertz PW, Miethke MC, et al (1985) The composition of ceramides from human stratum corneum and from comedones. J de Investig Derm 84: 410-12.

[157]Leopold C.S e Lippold B.C, J. Pharm. Pharmacol., 47 (1995) 276.

[158]Manconi M, Caddeo C, et al (2012) Penetration enhancer-containing vesicles: composition dependence of structural features and skin penetration ability, European J of Pharm and Biopharm, 82 (2): 352359.

[159]Manca ML., Castangia I, et al (2014) Arranjos moleculares e formação de camadas interligadas induzidas por álcool e poliálcool em vesículas de fosfolípidos, colóides e superfícies B: Biointerfaces 117,360-367.

[160]Zaru M, Manca ML et al (2010) patente WO2010102770A1 WO Aplicação Glicerossomas e sua utilização em preparações farmacêuticas e cosméticas para aplicação tópica.

[161]Manca ML ,Zaru M et al, (2013) Glycerosomes : A new tool for effective dermal and transdermal drug delivery, Int J Pharm., xxx-xxx.

[162]Manconi M, Sinico C, et al (2011) Penetration enhancer containing vesicles as carriers for dermal delivery of tretinoin, Int J Pharm. 30;412 (1-2):37-46.

[163]Manconi M, Caddeo C, et al (2011) Ex vivo skin delivery of diclofenac by transcutol containing liposomes and suggested mechanism of vesicle-skin interaction, Eur J Pharm Biopharm;78(1):27-35.

[164]Absorção dérmica de pesticidas - avaliação da variabilidade e prevenção Agência Dinamarquesa de Protecção Ambiental.

[165]Garg V, Suri R et al (2017) PROGLYCOsomes: Um novo Nano-Vesículo para a Entrega Ocular de Tacrolimus. Colóides e Superfícies B, 0927-7765(17)30307-7

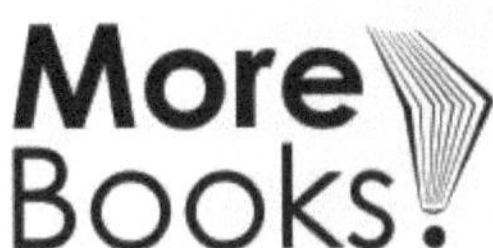

More
Books!

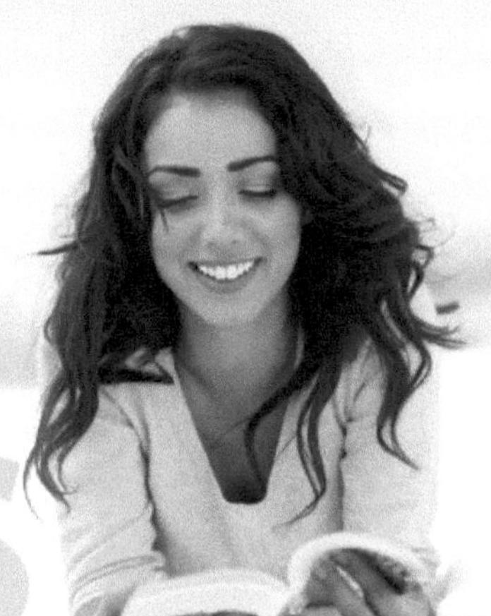

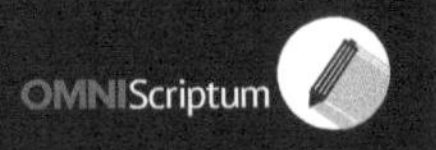

info@omniscriptum.com
www.omniscriptum.com
OMNIScriptum

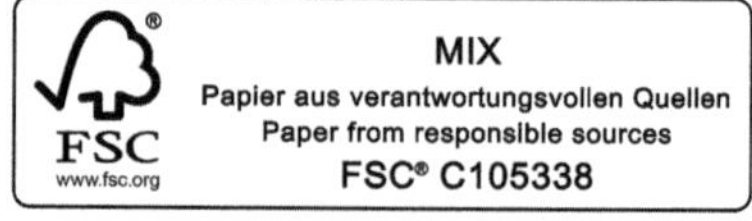

Printed by Books on Demand GmbH, Norderstedt / Germany